PraxisWissen

Somatische Pflege in der psychiatrischen Arbeit

Psychiatrie Verlag

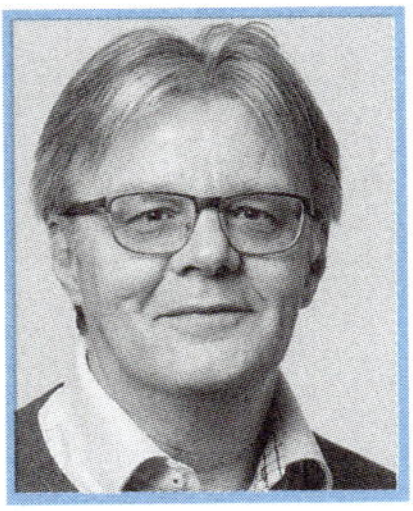

THOMAS SCHWARZE arbeitet als wissenschaftlicher Mitarbeiter in der Abteilung angewandte Forschung und Entwicklung Pflege und im Bachelorstudiengang Pflege der Fachhochschule Bern, Departement Gesundheit.

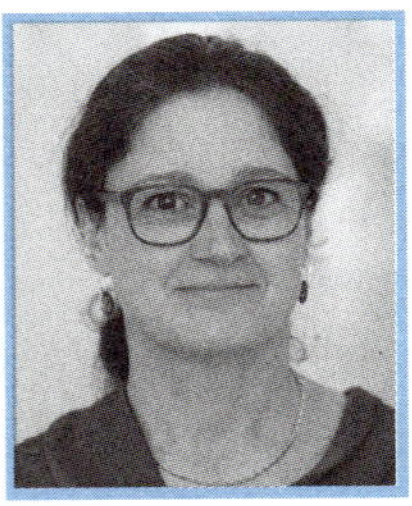

REGINE STEINAUER ist als Pflegewissenschaftlerin in den UPK Basel in der Abteilung Entwicklung & Forschung Pflege, MTD und Soziale Arbeit tätig. Als pflegerische Abteilungsleiterin leitet sie das Ambulatorium für substanzgebundene Süchte ADS / Janus.

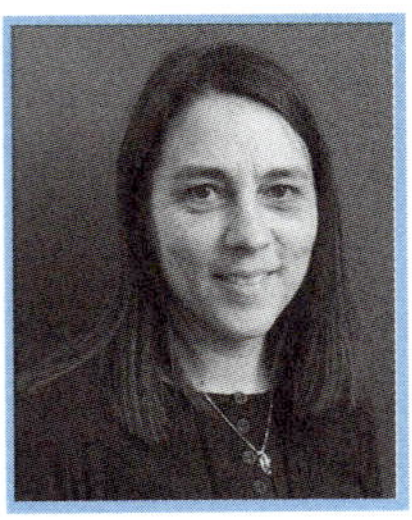

SIMONE BEERI ist Pflegeexpertin und Pflegewissenschaftlerin MScN in der Direktion Pflege und Bildung der PZM Psychiatriezentrum Münsingen AG.

PraxisWissen

Thomas Schwarze,
Regine Steinauer, Simone Beeri

Somatische Pflege in der psychiatrischen Arbeit

Psychiatrie Verlag

Die Reihe **Praxis**Wissen wird herausgegeben von:
Michaela Amering, Ilse Eichenbrenner, Michael Eink,
Caroline Gurtner, Klaus Obert, Wulf Rössler und Tobias Teismann

Thomas Schwarze, Regine Steinauer, Simone Beeri
Somatische Pflege in der psychiatrischen Arbeit
PraxisWissen 5
1. Auflage 2019
ISBN-Print 978-3-88414-697-2
ISBN-PDF 978-3-96605-013-5
ISBN-ePub 978-3-96605-020-3

Bibliografische Information der Deutschen Nationalbibliothek
Die Deutsche Bibliothek verzeichnet diese Publikation in der Deutschen Nationalbibliografie; detaillierte bibliografische Daten sind im Internet über http://dnb.ddb.de abrufbar.

Lektorat: Uwe Britten, Eisenach
Umschlagkonzeption und -gestaltung: studio goe, Düsseldorf,
unter Verwendung eines Fotos von laremenko / iStock.com
Typografiekonzeption und Satz: Iga Bielejec, Nierstein
Druck und Bindung: Westermann Druck Zwickau

Einleitung

In den letzten Jahrzehnten hat sich die Lebensqualität der meisten Menschen auch dank des technischen und medizinischen Fortschritts erhöht. Dennoch können nach wie vor nicht alle Personen gleichermaßen profitieren. Dies gilt insbesondere für psychisch erkrankte Menschen. Das folgende Beispiel verdeutlicht diese Situation.

BEISPIEL

Herr und Frau H. sind sehr besorgt um ihren Sohn Peter. Angefangen hatte es vor rund drei Jahren, einige Wochen vor den Abschlussarbeiten zum Abitur. Es war ihnen aufgefallen, dass Peter sich mehr und mehr zurückzog, dauernd grübelte und Schwierigkeiten hatte, etwas Begonnenes zu beenden. Auch ging er nicht mehr zu seinem früher so heiß geliebten Volleyballtraining. Darauf angesprochen, meinte er, dass sich einige Kollegen ihm gegenüber komisch benähmen und ihn wohl nicht mehr in ihrem Team haben wollten. Zunehmend hatte er weniger Energie und die Vorbereitungen für die Abschlussprüfungen fielen ihm immer schwerer.

Seine Eltern schoben die Veränderungen auf den momentan hohen Schulstress, machten sich aber dennoch mehr und mehr Sorgen, nachdem sich Peter zu beklagen begann, dass man ihn nicht ständig als Versager oder »Waschlappen« titulieren solle. Beim ersten Mal waren die Eltern konsterniert, bis sie realisierten, dass Peter wohl eine ihm nicht wohlgesonnene Stimme hörte, die außer ihm niemand hörte.

Als Peter anfing, all seine Knöpfe von der Kleidung zu entfernen, da sie Überwachungsmikrophone seien, wurde der Sohn zum Hausarzt gebracht. Dieser vermutete eine psychische Störung und überwies ihn zur genaueren Abklärung an einen Psychiater. Da er mit dem Psychiater noch während der Konsultation telefonierte, konnte ein Termin in zwei Tagen vereinbart werden. Eindrücklich legte der Hausarzt der Mutter, die ihren Sohn begleitet hatte, nahe, diesen Termin wahrzunehmen. Der Sohn blieb beim Hausarzttermin eher passiv, antwortete auf die Fragen einsilbig und schnaufte nur dann und wann verächtlich durch die Nase. Die Praxis verlassend, sagte Peter zu seiner Mutter, dass der Hausarzt wohl nicht alle Tassen im Schrank habe. Ihm gehe es doch so weit ganz gut. Er sei nicht bereit, zum »Irrenarzt« mitzugehen.

Zwei Tage später konnte Peter aufgrund des sanften Drucks der Eltern und der jüngeren Schwester überredet werden, zum Psychiater zu gehen. Wieder begleitete ihn seine Mutter. Der Psychiater diagnostizierte nach eingehender Abklärung eine psychotische Episode (bei Verdacht auf eine paranoide Schizophrenie) und verschrieb eine Psychotherapie sowie ein Antipsychotikum. Auf die Frage von Frau H., in welchem Zeitraum Peter wieder genesen würde, bekam sie eine ausführliche, aber dennoch sehr vage anmutende Antwort. Er lobte die Familie, dass sie ihn so schnell aufgesucht habe, wollte sich aber nicht klar zu den Erfolgsaussichten äußern.

Stattdessen antwortete er, dass bei der Diagnoseerstellung keine hundertprozentige Prognose möglich sei. Dies hinge unter anderem mit der Krankheit selbst zusammen. Man könne bei ihr eine Vielfalt an Verläufen beobachten. So gebe es Personen, die nur eine psychotische Episode erleben und vollständig gesunden würden. Bei anderen Menschen könne es Jahre dauern. Es gebe aber auch einen sehr kleinen Prozentsatz, bei denen es zu einer Chronifizierung komme. Man könne am Anfang nicht wissen, wie die Krankheit im Einzelfall verlaufe.

Frau H., leicht »geschockt« von dieser Diagnose, wollte daraufhin wissen, was sie, ihr Mann und ihre Tochter tun könnten, um Peter zu helfen. In erster Linie, antwortete der Psychiater, sollten sie die Hoffnung auf eine Genesung nie aufgeben. Es sei ihm bewusst, dass das Wort »Schizophrenie« sehr stigmatisierend wirke, in der Allgemeinbevölkerung als nicht behandelbar gelte, dass schizophrene Menschen als »gefährlich« eingestuft würden und die Meinung herrsche, ihnen sei auch gar nicht zu helfen. Aber dies sei falsch. Ein wichtiges Element der Behandlung bestehe neben einer ausführlichen Information über die Erkrankung und über mögliche Behandlungsformen in der korrekten Einnahme der antipsychotischen Medikamente. Da die Patienten oftmals nicht einsehen würden, dass die Medikamente ihnen wenigstens zu Beginn der Behandlung helfen können, sei die Bereitschaft (Adhärenz), sie gemäß Verordnung zu nehmen, häufig gering. In diesem Punkt könnte die Familie Peter unterstützen. Eine direkte Überweisung in eine psychiatrische Klinik kam für Peter nicht infrage, und auch der Psychiater sah hierfür momentan keinen Grund.

Im Verlauf der nächsten drei Jahre kam es jedoch zu einigen Klinikaufenthalten. Immer wieder hatte Peter psychotische Episoden, die es den Eltern verunmöglichten, ihn während dieser Zeit daheim zu haben, außerdem zog er sich zunehmend von ihnen zurück und war kaum noch für Gespräche zu gewinnen. Obwohl Frau H. ihr Arbeitspensum reduzieren konnte, war es ihr manchmal nicht möglich, ihn zu Hause zu betreuen. Bei der Klinikentlassung hatte ihnen die Pflegefachfrau, die während des Aufenthaltes als Bezugsperson für ihren Sohn zuständig war, gesagt, dass man in Zukunft auch auf Peters körperliche Gesundheit zu achten habe. Da sie aber plötzlich wegen eines Notfalls weggerufen wurde, blieb ihnen keine Zeit, um nachzufragen, was sie damit gemeint habe.

Ein Telefonat mit der Station am nächsten Tag ergab, dass die Pflegefachperson ab heute in den Ferien sei. Herrn H. ließ diese Aussage jedoch keine Ruhe. Was sollte das bedeuten, auf die körperliche Gesundheit sei stärker zu achten? Auch wenn in den letzten Jahren eine Verbesserung des psychischen Zustands von Peter sichtbar wurde, sollte man da nicht weiterhin das Augenmerk auf die psychische Genesung legen? Herr H. war realistisch genug, um sich damit abzufinden, dass sein Sohn wohl noch längere Zeit an dieser Krankheit leiden würde. Körperlich ging es Peter aber so weit gut, auch wenn er in den letzten Jahren 18 Kilogramm Körpergewicht zugenommen hatte. Herr H. beschloss kurzerhand, seine ehemalige Schulkollegin Anna anzurufen. Diese arbeitete als Oberärztin im Bereich Gynäkologie im Universitätsklinikum.

Auf die körperliche Gesundheit von psychisch kranken Menschen angesprochen, antwortete sie ihm, dass das ja nicht ihr Spezialgebiet sei, sie aber zu wissen glaube, was die Pflegefachperson gemeint haben könnte. Sie wolle aber mit fachkundigeren Kollegen sprechen und sich erkundigen.

Vier Tage später klingelte bei Familie H. abends das Telefon. Es war Anna, die sich nach dem Wohlergehen aller erkundigte und auch die Ergebnisse ihrer Recherche besprechen wollte. Herr H. stellte das Telefon auf Lautsprecher, da auch seine Frau und seine Tochter zuhören wollten. Peter hatte kein Interesse und ging auf sein Zimmer.

»Was ich herausgefunden habe, ist nicht unbedingt positiv. Und da ist es mir wichtig, zu sagen, dass die Resultate oftmals einen arithmetischen Durchschnitt abbilden und nicht auf alle Einzelfälle projiziert werden können. Menschen mit schweren psychischen Erkrankungen haben eine deutlich schlechtere körperliche Gesundheit als die Allgemeinbevölkerung. Auch haben sie eine deutlich geringere Lebenserwartung. Die Autoren verschiedener Studien reden von 10 bis 25 Jahren, das heißt, dass die Lebenserwartung im Durchschnitt um 10 bis 25 Jahre geringer ist, wenn jemand eine schwere psychische Erkrankung hat. Je nachdem, welche psychische Krankheit untersucht wurde, sind es mehr oder weniger Jahre, die verloren gehen können.

Hinzu kommt, dass Menschen mit schweren psychischen Erkrankungen oftmals komorbide Erkrankungen, das heißt von der Grundkrankheit abgrenzbare körperliche Begleiterkrankungen, im Bereich der endokrinologischen, kardiovaskulären, pneumologischen und neurologischen Krankheiten haben. Bei bis zur Hälfte der psychiatrischen Patienten werden klinisch bedeutsame komorbide körperliche Erkrankungen festgestellt. Es gibt je nach Diagnose unterschiedliche Zahlen. Eine Schizophrenie scheint eine Erkrankung zu sein, die mit einer statistisch signifikanten verkürzten Lebenserwartung einhergeht, weil diese Patienten nicht im selben Ausmaß wie die Allgemeinbevölkerung von den Fortschritten in der Medizin und von psychotherapeutischen Verfahren profitiert zu haben scheinen.«

Herr und Frau H. wurden immer bedrückter. Schließlich räusperte sich Herr H. und fragte: »Wenn ich das richtig verstanden habe, heißt das, dass Menschen mit einer schweren psychischen Erkrankung auch noch ein erhöhtes Risiko für körperliche Krankheiten haben?«

»Ja. Zum Beispiel gibt es eine Studie, die zeigt, dass Menschen mit einer Schizophrenie im Vergleich zur Allgemeinbevölkerung bis zu dreimal häufiger Diabetes mellitus bekommen. Eine weitere Studie sagt aus, dass Menschen mit einer Schizophrenie ein um 74 Prozent erhöhtes Risiko für akute Komplikationen des Diabetes mellitus des Typs 2 haben. Auch was die kardiovaskulären Krankheiten angeht, sind Menschen mit einer Schizophrenie benachteiligt. Das relative Risiko, eine solche Krankheit zu entwickeln, ist bei Menschen mit einer schizophrenen Erkrankung um den Faktor zwei erhöht.«

»Es reicht mir jetzt«, ging schließlich Frau H. aus dem Hintergrund dazwischen. »Das ist ja äußerst deprimierend. Wenn man das alles schon weiß, warum tut man dann nichts?«

»Körperliche Komorbiditäten bei Menschen mit schweren psychischen Erkrankungen werden noch immer zu wenig erkannt und bleiben daher unbehandelt. Auch scheinen sie oftmals gänzlich undiagnostiziert zu bleiben oder erst zu einem sehr späten Zeitpunkt diagnostiziert zu werden. Die somatische Diagnostik bei psychisch Kranken wird durch die Unspezifität vieler Symptome erschwert, da diese sowohl durch die psychische Störung als auch somatisch verursacht sein können. Ein Beispiel dafür: Wenn jemand ständig müde ist und keine Energie hat, kann die Ursache in einer Depression liegen oder es kann ein Symptom verschiedener körperlicher Krankheiten sein.«

»Und was kann man nun tun?«, fragte Frau H.

»Also, ein Fazit ist, dass es zur Verbesserung der somatischen Gesundheit von Menschen mit psychischen Erkrankungen eine vertiefte Zusammenarbeit zwischen der psychiatrisch-psychotherapeutischen und der allgemeinmedizinischen Patientenversorgung braucht.«

»Und wieso hat uns das bisher niemand gesagt?«, fragte nun Esther.

»Das passiert häufig, dass Spezialisten nicht den völligen Überblick über das ganze Krankheitsgeschehen in allen Details haben, schließlich sind sie Spezialisten für ihr Fachgebiet und hierin liegt auch ihr Auftrag.«

In diesem Fallbeispiel zeigt sich zum einen, dass in der Behandlung und Betreuung psychisch kranker Menschen verschiedene Berufsgruppen tätig sind. So sind neben Pflegefachpersonen und Ärzten auch Psychotherapeuten, Sozialarbeiter, Physiotherapeuten, Ergotherapeuten, Musiktherapeuten etc. direkt in die Behandlung von Menschen mit psychischen Erkrankungen eingebunden. Aber auch Familienangehörige und Freunde sind in ständigem Kontakt mit diesen Menschen. Zum anderen wird im Beispiel deutlich, dass es oft gerade Pflegekräfte sind, die den engeren und längeren Kontakt zu den Patientinnen und Patienten haben.

Dieses Buch richtet sich zwar vor allem an Pflegefachpersonen, die in der stationären oder ambulanten psychiatrischen Versorgung tätig sind, aber auch andere Berufsgruppen stehen in einem immer wiederkehrenden Kontakt mit psychisch kranken Menschen und können einen sinnvollen Beitrag zur Sicherstellung der somatischen Gesundheit der Betroffenen leisten. Daher haben wir versucht, nur das notwendigste pflegerisch-medizinische Vokabular zu verwenden, sodass das Buch auch nicht pflegerisch-medizinischen Berufsgruppen von Nutzen sein kann.

Wir beschreiben die wichtigsten komorbiden somatischen Erkrankungen aus den Bereichen Pulmologie, Herz-, Kreislauferkrankungen und Endokrinologie forschungsbasiert und zeigen mögliche Interventionen. Ein Kapitel befasst sich mit den in der psychiatrischen Versorgung wichtigen Thematik medikamenteninduzierter Probleme. Abgerundet wird das Buch mit einem Kapitel mit Empfehlungen für die tägliche Praxis und wünschenswerten längerfristigen Veränderungen in der Versorgung psychisch kranker Menschen.

Herz-Kreislauf-Erkrankungen

Herz-Kreislauf-Erkrankungen sind mit rund 30 Prozent nach wie vor die häufigste Todesursache weltweit. Betroffen sind vor allem Personen über 55 Jahren und Männer mehr als Frauen (World Health Organization 2016). Die Zahl der Hospitalisierungen aufgrund von Herz-Kreislauf-Erkrankungen ist in den letzten Jahrzehnten deutlich angestiegen. Die primären Gründe dafür sind das Wachstum und das durchschnittliche Älterwerden der Bevölkerung. Die Zahl der durch diese Erkrankungen verursachten Todesfälle hingegen ist etwas gesunken. Allerdings ist nach wie vor der größte Teil frühzeitiger Todesfälle aufgrund von Herz-Kreislauf-Erkrankungen vermeidbar (World Health Organization 2011). Die rechtzeitige Vorbeugung, Erkennung und Behandlung der Risikofaktoren sind folglich besonders wichtig.

Der Begriff »Herz-Kreislauf-Erkrankungen« wird nicht immer einheitlich verwendet. Im weitesten Sinne umfasst er alle Erkrankungen, die das Herz und den Blutkreislauf betreffen. Die bei Weitem häufigste Erkrankung des Herzens – zumindest in den Industrienationen – ist die koronare Herzkrankheit (KHK), die auch die Ursache des Herzinfarkts darstellt.

Individuelle Lebensführung, krankheits- und behandlungsspezifische Aspekte sowie biologische Faktoren erklären die Zunahme kardiovaskulärer Erkrankungen in den letzten Jahren (De Hert u. a. 2011).

Als Ursache gelten:

- körperliche Faktoren wie Rauchen, Bluthochdruck, Diabetes, erhöhte Cholesterinwerte oder fehlende Bewegung,

- psychische Faktoren wie übermäßiger Stress, erhöhte Ängstlichkeit, Feindseligkeit oder Depressionen,
- Umwelteinflüsse wie Lärm oder Schadstoffe.

Auch ein niedriger sozialer Status (Bildung, Einkommen, berufliche Position) gilt indirekt als einer der starken Prädiktoren zur Entwicklung kardiologischer Erkrankungen (LADWIG u. a. 2008).

Das Risiko, an Herz-Kreislauf-Erkrankungen zu versterben, ist für Menschen mit psychischen Erkrankungen deutlich erhöht. So fanden David OSBORN und Kollegen (2007) in einer großen Studie in Großbritannien für schwer psychisch kranke Menschen unter fünfzig Jahren eine dreifach erhöhte Wahrscheinlichkeit, an einem Herzinfarkt zu sterben. Das Risiko eines tödlichen Schlaganfalls bezifferten sie mit zweieinhalbfacher Erhöhung. Patientinnen und Patienten, die nach einem Herzinfarkt unter klinisch relevanten Angststörungen litten, hatten noch während der stationären Behandlung signifikant häufiger kardiovaskuläre Komplikationen (HUFFMANN u. a. 2008). Für Menschen unter antipsychotischer medikamentöser Behandlung ist das Risiko nochmals erhöht – genaue Zahlen zur Komorbidität von psychischen Erkrankungen mit kardiologischen Erkrankungen im deutschsprachigen oder europäischen Raum fehlen. Psychische Komorbidität stellt also nicht nur eine erhebliche subjektive Belastung für die Betroffenen dar, sondern kann auch zu einem ungünstigen somatischen Krankheitsverlauf, längeren Klinikzeiten und damit zu vermehrten Behandlungskosten beitragen (ROSE u. a. 2011).

Betrachtet man die körperlichen Risikofaktoren, so findet man hier ebenfalls erhöhte Zahlen bei Menschen mit psychischen Erkrankungen: So lag der Anteil an Rauchern bei Menschen mit einer Schizophreniediagnose in einer Studie in den USA bei 68 Prozent im Vergleich zur Kontrollgruppe mit 35 Prozent. 13 Prozent der Menschen mit Schizophrenie hatten einen Diabetes, in der Kontrollgruppe waren es lediglich 3 Prozent. Und 27 Prozent gegenüber 17 Prozent litten an arterieller Hypertonie (Goff u. a. 2005).

Kardiologische Rehabilitation

Die kardiologische Rehabilitation ist ein Prozess, bei dem herzkranke Patientinnen und Patienten mithilfe eines multidisziplinären Teams darin unterstützt werden, die individuell bestmögliche physische und psychische Gesundheit und die soziale Integration wiederzuerlangen und langfristig aufrechtzuerhalten (Bjarnason-Wehrens u. a. 2007). Dabei werden durch körperliches Training die Leistungsfähigkeit und das Selbstvertrauen wiederhergestellt. In Einzel- oder auch Gruppensettings wird die körperliche Fitness verbessert. Dabei wird auf die individuellen Ressourcen zurückgegriffen und eine Integration des Trainings in den Alltag angestrebt. Ist es beim einen ein dreimal wöchentliches Walking im Stadtpark, so ist es beim anderen das Benutzen der Treppen anstelle des Liftes.

Zu den wichtigsten Aufgaben der kardiologischen Rehabilitation zählen die Verbesserung der Lebensqualität durch eine Reduktion der Beschwerden und eine Stabilisierung des psychischen Befindens durch »soziale Teilhabe«, die Verbesserung der Prognose der Patienten (Reduktion der Morbidität und Mortalität) und eine Verhinderung vermeidbarer Krankenhausaufenthalte. Dank gezielter Maßnahmen sollen sich Betroffene möglichst gut erholen, damit sie wieder ihren gewohnten Platz in Familie, Gesellschaft und Beruf einnehmen und ein aktives Leben führen können.

Die Inhalte der kardiologischen Rehabilitation liegen in vier Bereichen (Bundesarbeitsgemeinschaft für Rehabilitation 2006):

Somatischer Bereich: körperliches Training, Management bei Fettstoffwechselstörungen, arterieller Hypertonie und Diabetes mellitus mit dem Ziel, die körperliche Leistungsfähigkeit wiederaufzubauen und Vertrauen in den Körper zurückzugewinnen.

Edukativer Bereich: Gesundheitsbildung und Gesundheitstraining, Rauchstopp, Ernährungsberatung, um ungesunde Verhaltensweisen zu erkennen, zu ändern und langfristig einen gesunden Lebensstil beizubehalten.

Psychischer Bereich: psychologische Einzelgespräche, Stressgruppe und Entspannungstherapie, um zu lernen, mit den Belastungen und den Veränderungen durch die Krankheit umzugehen.

Sozialer Bereich: Sozialberatung, Wiedereingliederung, Berufliche Rehabilitation und eventuell Unterstützung durch ambulante Pflege, um negative psychosoziale Auswirkungen der Krankheit verhindern oder reduzieren zu können.

Es existiert eine Reihe allgemeiner (pflegerischer) Maßnahmen, um die Patientinnen und Patienten bei ihren Bemühungen zu unterstützen.

INFORMATIONSSAMMLUNG Da die Risikofaktoren für die Entwicklung einer Herz-Kreislauf-Problematik bei Menschen mit psychischen Erkrankungen häufig vorhanden sind, gilt es als erste Maßnahme, diese im Gespräch mit den Betroffenen zu erfragen bzw. zu messen. So sind beim Eintrittsgespräch in ein stationäres oder auch ambulantes psychiatrisches Setting Fragen nach Raucherstatus, Ernährungsgewohnheiten, nach Bewegung, bekannten Diabetes- oder Herzerkrankungen in der Familie unbedingt zu stellen. Diese Informationen sind im Rahmen der aktuellen Datenschutzbestimmungen zudem an die nachbehandelnde Stelle weiterzugeben. Da die Betroffenen ihr Risikoverhalten in der Regel nicht mit dem bewussten Vorsatz entwickeln, ihren Körper zu schädigen, braucht es bereits bei der Erfassung der Verhaltensmuster eine verständnisvolle, wertfreie Haltung. Vielleicht können aufgrund der psychischen Krise auch nicht alle Fragen gleich beim Eintrittsgespräch gestellt werden, sie dürfen aber im weiteren Verlauf der Behandlung nicht vergessen werden.

RESSOURCENERKENNUNG Geht es bei Eintritt in eine Behandlung erst mal nur um die Erhebung des Ist-Zustandes, so kann nach Abklingen der akuten psychiatrischen Symptomatik der Fokus auf die entsprechenden Risikofaktoren gelegt werden. Im Gespräch mit den Betroffenen werden mögliche Gefahren für die Entwicklung einer Herz-Kreislauf-Erkrankung thematisiert. Viele Menschen mit psychischen Erkrankungen wissen zwar, dass sie weniger rauchen sollten oder dass sie sich zu wenig bewegen, die Auswirkungen sowohl auf ihre physische wie auch auf ihre psychische Gesundheit sind ihnen jedoch oft nicht bewusst. Der erlebte Verlust der körperlichen Integrität, die durchaus reale Todesbedrohung und der erlebte oder zumindest befürchtete Verlust sozialer Wertschätzung kann zu tiefgreifender Verunsicherung bis hin zur narzisstischen Krise und depressiven Dekompensation bzw. ängstlichen oder posttraumatischen Symptomatik führen (Herrmann-Lingen & Meinertz 2010).

Auch außerhalb des häuslichen Umfelds führt die Erkrankung (sei es die psychische oder die Herz-Kreislauf-Erkrankung) zu Veränderungen. Reaktionen reichen von übervorsichtigen Verhaltensweisen bis hin zum völligen Rückzug. Nicht selten kommt es zu einer Veränderung des sozialen Netzes, begleitet von einem Verlust bisheriger Freizeitaktivitäten.

Neben den Gefahren des Verhaltens werden im gemeinsamen Gespräch auch die Ressourcen der Betroffenen herausgestellt, um nicht zu sehr auf die Defizite zu fokussieren. Bei der Erhebung der Ressourcen muss darauf geachtet werden, welche Personen im Umfeld der Betroffenen unterstützend sein können, um die Ressourcen zu erhalten bzw. angedachte Veränderungen nachhaltig umzusetzen. Viele nahestehende Personen fühlen sich aufgrund der vorangegangenen psychischen

Beeinträchtigungen der Betroffenen bereits belastet, eine zusätzliche körperliche Erkrankung macht die Situation nicht einfacher.

ZIELFORMULIERUNGEN Die ermittelten Risikofaktoren müssen im Sinne einer Primärprävention in die Zielformulierung eingebaut werden: Rauchstopp, Ernährungsberatung, Bewegungstraining und psychosoziale Angebote etc. Sowohl psychische als auch physische Aspekte werden dabei berücksichtigt. Da nach wie vor psychische Erkrankungen mit einem Stigma behaftet sind, hilft es einigen Betroffenen wie auch ihnen nahestehenden Personen, wenn sie die Ziele mit Argumenten für die körperliche Gesundheit untermauern können.

MASSNAHMENPLANUNG Da viele Verhaltensweisen über viele Jahre eingeübt werden, ist eine radikale Veränderung »sofort« oft nicht nachhaltig, die alten Gewohnheiten schleichen sich wieder ein, das Ziel wird im Alltag aus den Augen verloren. Die motivierende Gesprächsführung als wissenschaftlich basierte, klientenzentrierte und zielgerichtete Beratungsmethode (MILLER & ROLLNICK 2015; KREMER & SCHULZ 2016) eignet sich gut, um mit der Ambivalenz der Betroffenen zu arbeiten, sie im Selbstmanagement ihrer Erkrankung zu befähigen und sie in ihrer Veränderungsmotivation zu unterstützen. Dabei kann und sollte die Zusammenarbeit mit Hausärzten bzw. mit dem Primärversorgungssystem, mit ambulanten Pflegediensten oder, sofern vorhanden, einem freiberuflichen Präventionsmanager genutzt werden. Diese eher neuere Berufsgruppe plant, steuert und überwacht gesundheitsfördernde Maßnahmen und ist in einigen Regionen in Deutschland und Österreich gut vertreten.

Die Kommunikation zwischen den psychiatrischen und somatischen Behandlern muss in Absprache mit den Betroffenen in ausreichendem Maß erfolgen. Wichtig ist, dass bereits bei der Planung der Verhaltensänderungen wie Ernährungsgewohnheiten, Bewegung oder Rauchstopp die Information darüber erfolgt, dass die Veränderungen in der Regel nicht kontinuierlich verlaufen sowie Stillstand oder Rückschritte dazugehören.

MASSNAHMENDURCHFÜHRUNG Bei der Durchführung der Maßnahmen sind die Betroffenen oft auf sich allein gestellt. Das aufgrund ihrer psychischen Erkrankung aufgebaute Hilfesystem muss also auch für die geplanten Verhaltensveränderungen Unterstützung bieten. Die in den Jahren der psychischen Erkrankung aufgebauten tragfähigen Beziehungen zu Mitarbeitern einer Beratungsstelle, einer ambulanten psychiatrischen Pflege oder zu einem Psychiater bzw. Psychotherapeuten müssen genutzt werden, um die Risikofaktoren und die Schwierigkeiten in der Verhaltensänderung anzusprechen. Auch hilft der Einbezug von Freunden oder Familienmitgliedern, die unterstützend wirken. Tagebücher oder Listen, die die Maßnahmen dokumentieren und die dann in den Gesprächen mit den Behandlern angeschaut werden, helfen den Betroffenen über Motivationslücken hinweg. Eine Kontinuität in der Behandlung trägt auch dazu bei, schnell auf negative Veränderungen reagieren zu können. Eine Unterbrechung des neuen Verhaltens führt nicht zu einem Beziehungsabbruch, sondern wird als fester Bestandteil der Behandlung gesehen, ein Wiederbeginn ist somit weniger mit Scham und Schuld behaftet, sondern ein weiterer Schritt im Genesungsprozess.

EVALUATION Eine Überprüfung der Ziele und Maßnahmen muss regelmäßig erfolgen, damit zum Beispiel die Entstehung eines Diabetes frühzeitig erkannt und behandelt wird. Die Anbindung an eine Behandlungsstelle und somit eine gewisse Beziehungskontinuität erleichtert die Überprüfung der geplanten Maßnahmen. Dabei kann die Frequenz sehr unterschiedlich sein. Für Einzelne reicht ein jährlicher Termin aus, während andere wöchentliche Termine benötigen.

Die Beziehung zu den einzelnen Behandlern darf nicht davon abhängen, ob die Ziele erreicht werden oder nicht. Sogenannte Rückfälle

dürfen nicht »bestraft« werden, sondern sollen genutzt werden, die Copingstrategien anzupassen, um bei der nächsten Krise anders zu reagieren. Da die Betroffenen selbst dies oft nicht so sehen, sind die professionellen Helfer diejenigen, die diese Haltung vorleben und verbalisieren müssen.

Koronare Herzkrankheit

Bei der koronaren Herzkrankheit (KHK) sind die Herzkranzgefäße verengt und die Sauerstoffzufuhr zum Herz ist verringert, sodass der Herzmuskel nicht mehr richtig durchblutet wird. Der Grund für die Verengung ist meist ein langjähriger Erkrankungsprozess der Gefäße (Arteriosklerose). Erste Anzeichen einer KHK sind die Angina Pectoris und / oder Atemnot bzw. Kurzatmigkeit. Die Schmerzen treten meist unter Belastungen auf und bessern sich im Ruhezustand in der Regel wieder.

BEISPIEL

Der vierzigjährige Herr M., zu 100 Prozent beschäftigt als Informatiker in einer Versicherung, erlebt viel Stress bei der Arbeit. Er lebt mit seiner Lebenspartnerin zusammen, hat keine Kinder und trinkt regelmäßig geringe Mengen Alkohol, ausschließlich im Zusammensein mit seinen Freunden. Er raucht etwa zehn Zigaretten täglich, und zwar seit seinem 15. Lebensjahr. Nach einem Herzinfarkt mit anschließender Rehabilitation kann er seine Arbeit nicht wiederaufnehmen, fühlt sich antriebslos, überfordert und ist insgesamt stark verunsichert. Er trifft seine Freunde nicht mehr und zieht sich vermehrt zurück. Sein Hausarzt empfiehlt ihm einen stationären psychiatrischen Aufenthalt wegen zunehmender Depression. Während des vierwöchigen stationären Aufenthaltes verbessert sich die depressive Symptomatik stark, die kardiovaskuläre Problematik nach dem Infarkt wird jedoch nicht angesprochen. Kurz nach Verlassen der Klinik verstärkt sich vor allem die Angstsymptomatik wieder, auch der Rauchstopp macht ihm zunehmend Probleme. Die Beratung in einer psychosomatischen Sprechstunde – die ihm von einem Kollegen empfohlen wurde – nimmt die beiden Krankheitsbilder KHK und Depression zusammen in den Blick und unterstützt ihn in der Veränderung seines Lebenswandels hin zur Prävention. Bei zunehmender körperlicher Gesundung schwächen sich auch seine depressiven Einbrüche ab.

Akute Koronarverschlüsse führen meist nach relativ kurzer Zeit zum akuten Myokardinfarkt (»Herzinfarkt«). Der Herzinfarkt ist ein lebensbedrohliches Ereignis. Meistens wird das Verschließen des Herzkranzgefäßes durch ein Blutgerinnsel oder Arteriosklerose verursacht. Verschließt sich ein großes Herzkranzgefäß vollständig, können Teile der Herzmuskulatur nicht mehr mit Sauerstoff und Nährstoffen versorgt werden und die Herzmuskelzellen sterben ab, je nach Dauer des Ereignisses. In der Folge kann es zu weiteren Komplikationen kommen, insbesondere zur Herzinsuffizienz (Herzmuskelschwäche) und zu Herzrhythmusstörungen.

Die Symptome akuter Koronarverschlüsse sind:

- drückender oder brennender Schmerz hinter bzw. über dem Brustbein (»retrosternal«) mit Ausstrahlung in Arm (meist linker Arm), Hals, Schulter oder obere Bauchregion – beim akuten Herzinfarkt sind die Symptome stärker als bei der Angina Pectoris und treten meist auch ohne Belastungssituation auf,
- Atemnot,
- beim Herzinfarkt zusätzlich oft vegetative Symptome wie Schwitzen und Übelkeit,

- teilweise auch Todesangst,
- typische EKG-Veränderungen,
- erhöhte Konzentration von Herzmuskelenzymen und -proteinen (CPK, Troponin).

Die Symptome einer KHK sind abgesehen von den starken retrosternalen Schmerzen häufig unspezifisch. Gerade Frauen verspüren oft lediglich ein diffuses Unwohlsein in der Bauchgegend. Liegt eine psychische Erkrankung vor, werden die Symptome wie Atemnot oder Übelkeit oft mit Angststörungen, einer Depression, einer gestörten Körperwahrnehmung oder der allgemeinen Anspannung erklärt. Eine körperliche Ursache wird erst bei anhaltender oder sich wiederholender Symptomatik in Erwägung gezogen.

Eine psychische Belastung ist ebenso ein bedeutender Risikofaktor für KHK wie Tabak, ungünstige Cholesterinwerte oder hoher Blutdruck. Umgekehrt lösen Herzkrankheiten gehäuft Angststörungen und Depressionen aus, die wiederum die gesundheitliche Zukunft der Betroffenen belasten. Nach einem Herzinfarkt ist die Prävalenz depressiver Symptome dreifach erhöht (Lichtman u. a. 2008). Hinzu kommt, dass sich Menschen mit psychischen Erkrankungen sozial häufig isolieren und die Probleme allein zu lösen versuchen. Sie haben gemäß Studien auch häufiger Probleme nach einem Herzinfarkt als der Durchschnitt (Schweizerische Herzstiftung 2011).

Unmittelbar mit Beginn eines akuten Koronarsyndroms sowie in den ersten Wochen nach einem Infarkt erleben Patienten häufig starke Ängste. Diese nehmen mit der Zeit ab. Gelegentlich entwickelt sich daraus aber auch eine eigenständige Angsterkrankung. Diese ist entsprechend frühzeitig therapeutisch und anfangs eventuell medikamentös zu behandeln.

Die Tendenz zur Verleugnung bedrohlicher Vorzeichen eines akuten kardialen Ereignisses – wie langanhaltende Angina-Pectoris-Beschwerden – verzögert die Inanspruchnahme medizinischer Dienstleistungen (LADWIG u. a. 2008). Dies ist bei Menschen mit psychischen Erkrankungen häufiger der Fall. Umso wichtiger ist im Kontakt mit den Betroffenen, sie nach konkreten Beschwerden zu befragen.

Durch die mangelnde Kontinuität in der Behandlung von Menschen mit psychischen Erkrankungen durch häufige Ein- und Austritte, verpasste Arzttermine und die oft vorhandene Trennung von somatischen und psychischen Symptomen werden die unspezifischen Anzeichen wie Atemnot oder Brustschmerz von den Fachpersonen im psychiatrischen Versorgungssystem eher als Angstsymptomatik und von den Somatikern eher als kurzzeitig auftretende Symptome unter körperlicher und psychischer Belastung gedeutet. Das langjährige Vorhandensein der Symptome fällt außer dem Betroffenen niemandem auf. Eine gezielte Abklärung und Diagnostik bleibt aus, auch wenn die mittlerweile existierenden Leitlinien konkrete Handlungsanweisungen dazu geben (DE HERT u. a. 2009). Die Verantwortung für die Behandlung der Symptome bleibt oft zwischen Psychiatern, Psychologen und Somatikern ungeklärt. Die Funktion eines Präventionsmanagers zur Koordination der notwendigen Maßnahmen im Bereich der Risikominimierung ist ein mögliches Konzept zur Verbesserung der Situation (LEDERBOGEN u. a. 2015). Die Einnahme einiger Psychopharmaka ist mit kardiometabolischen Nebenwirkungen assoziiert (DE HERT u. a. 2011), weshalb eine Anpassung der Verordnung geprüft werden muss. > Medikamenteninteraktion, Seiten 94 ff., 106

Wie beschrieben, ist bereits das Erkennen einer KHK eine nicht ganz einfache Aufgabe, die anschließende Behandlung stellt sowohl die Betroffenen als auch alle in die Behandlung involvierten Personen vor eine Herausforderung. Auch hier können bereits bestehende Beziehungen – sowohl private als auch professionelle – die Betroffenen erheblich unterstützen.

STRESSREDUKTION Mit Personen, die sich in psychiatrischer Behandlung befinden, sollte eine Risikoabschätzung vorgenommen werden. In mehreren Gesprächen können die körperlichen, psychischen und umweltbezogenen Aspekte für die Entwicklung einer KHK erfragt und Lösungsmöglichkeiten gemeinsam zusammengetragen werden.

Die Behandlung einer KHK ist aufwendig und erstreckt sich über einen längeren Zeitraum. Die mit der KHK einhergehenden Belastungsfaktoren wirken sich unterschiedlich aus. Die in die Behandlung involvierten Personen müssen achtsam sein, ob Reaktionen wie Ängste oder Traurigkeit noch im gesunden Bereich liegen oder ob es sich um eine negative Krankheitsbewältigung handelt. Die meisten Patienten – auch solche ohne eine bestehende psychische Erkrankung – nehmen eine akute Herz-Kreislauf-Erkrankung als einschneidendes, existenziell bedrohliches Erlebnis wahr. Die Verarbeitung der Situation führt häufig zu neuerlichen Stress- und Konfliktsituationen. Wenn sich diese Gefühle auf weitere Lebensbereiche ausweiten und unkontrolliert auftreten, dann ist eine vertiefte Abklärung notwendig. Regelmäßige Termine beim Hausarzt oder mit ambulanten psychiatrischen Diensten sind deshalb zu empfehlen, um die Entwicklung einer Angststörung oder einer Depression frühzeitig erkennen zu können. > Entspannung, Seiten 38, 138

Angehörige sind in die Informationsgespräche mit einzubeziehen. Diese sind nach erfolgtem Infarkt ihres Partners oder Elternteiles oft ebenfalls ängstlich und können die Betroffenen somit nur bedingt unterstützen. Gemeinsame Gespräche oder Unterstützungsangebote auch für Angehörige sollten empfohlen werden.

Die aktuelle Medikation muss hinsichtlich der möglichen Erhöhung der Risikofaktoren (Gewichtszunahme unter Antipsychotika-Einnahme u. Ä.) überprüft und gegebenenfalls angepasst werden. > Gewichtszunahme bei Antipsychotika, Seiten 66, 87 ff., 93

Das Selbstmanagement der Betroffenen gilt es zu stärken und auf leitliniengerechte Therapie hinzuwirken.

Um verstärkte Entwicklungen von Angststörungen und Depressionen bei Menschen mit einer bekannten psychischen Belastung zu verhindern, ist bei entsprechenden Symptomen frühzeitig eine kardiologische Untersuchung zu empfehlen, um entweder eine entsprechende Therapie der KHK zu beginnen oder aber sich bei fehlendem Befund tatsächlich auf die psychischen Symptome konzentrieren zu können.

Herzinsuffizienz

Bei einer Herzinsuffizienz ist der Herzmuskel nicht mehr in der Lage, die erforderliche Menge an Blut und damit auch Sauerstoff etc. in die Körperzellen zu befördern. Während in den jüngeren Altersklassen eher Männer von Herzinsuffizienz betroffen sind, sind es in den höheren Altersklassen vorrangig Frauen. Die körperliche Belastbarkeit der Betroffenen ist immer erheblich reduziert.

BEISPIEL

Die 55-jährige Frau F., geschieden, arbeitet Teilzeit als Servicekraft in einem Restaurant. Seit Jahren hat sie eine bekannte Alkoholproblematik, hat dabei aber immer wieder abstinente Phasen. Seit einigen Wochen nimmt die körperliche Belastbarkeit stark ab, die täglichen Spaziergänge mit ihrem Hund sind für sie nur mühsam zu bewältigen. Auch nachts kann sie aufgrund der Atemnot kaum schlafen und trinkt vermehrt Alkohol, um die aufkeimende Todesangst zu unterdrücken. Nach und nach setzt eine starke Gewichtszunahme ein.

Da sie ihre Arbeit schließlich nicht mehr ausführen kann, lässt sie sich in der psychiatrischen Klinik aufnehmen, in der sie schon

wiederholt wegen ihres Alkoholkonsums zur Behandlung war. Ihr Zustandsbild ändert sich allerdings auch nach dem Alkoholstopp nicht, Entzugssymptome bleiben aus. Der Blutdruck ist erhöht, dies sei jedoch seit Jahren bekannt, eine Behandlung habe sie bisher immer abgelehnt, da sie sich dadurch nicht beeinträchtigt gefühlt habe.
Nachdem der Nachtdienst über mehrere Nächte hinweg ein häufiges Aufsuchen der Toilette notiert hat, ein Harnweginfekt gleichzeitig ausgeschlossen werden kann, wird eine ärztliche Untersuchung angeordnet. Nach Abhören des Herzes und der Lunge, einer Blutuntersuchung, einem EKG sowie einem Echokardiogramm steht die Diagnose einer Herzinsuffizienz fest.
Das Erschrecken von Frau F. ist groß, hat sie doch noch nie etwas davon gehört. Noch während des stationären Aufenthaltes erhält sie umfassende Informationen. In der anschließenden teilstationären Behandlung erarbeitet sie mit Unterstützung ihren individuellen Therapieplan. Die täglichen Spaziergänge mit ihrem Hund sind darin wichtiger Bestandteil, eine Ernährungsumstellung ebenfalls. Das Gewicht, das vor allem aufgrund der vermehrten Wassereinlagerungen angestiegen war, reduziert sich nach Einnahme von Diuretika rasch. Zur Kontrolle führt Frau F. ein Gewichtstagebuch. Da sie depressive Verstimmungen aus der Vergangenheit kennt und auch ihren Alkoholkonsum bleibend gering halten möchte, beginnt sie eine ambulante Behandlung an einer Suchthilfe-Einrichtung in der Nähe ihres Wohnortes. Auch sucht sie sich einen Hausarzt, der die körperlichen Parameter regelmäßig überprüft und sie weiter über die Erkrankung informiert.

Als Ursachen mangelnder Belastbarkeit sind bekannt: KHK (Myokardinfarkt, Ischämie), Arterielle Hypertonie oder Vorhofflimmern, häufig aber auch angeborene Herzerkrankungen (etwa Herzklappenfehler), Herzmuskelerkrankung oder -entzündungen sowie toxische Schädigungen des Herzens durch übermäßigen Konsum von Alkohol, Medikamenten oder Drogen. Als Risikofaktoren kommen zudem Diabetes mellitus, Hyperlipidämie, Rauchen oder Adipositas hinzu.

Die Herzinsuffizienz wird unterschieden nach Schweregrad der Erkrankung (vier unterschiedliche Stadien der New York Heart Association), der Lokalisation der Schädigung (Links- oder Rechtsherzinsuffizienz) oder des Krankheitsverlaufs (akut oder chronisch). Der plötzliche Herztod bedingt durch Herzrhythmusstörungen ist eine der häufigsten Todesursachen bei Menschen mit Herzinsuffizienz (AWMF 2017).

Psychische Erkrankungen wie Depressionen, Angststörungen und Schlafstörungen, aber auch kognitive Beeinträchtigungen und der Progress einer Demenz treten bei Herzinsuffizienz gehäuft auf (Mastnak 2017). So ist beispielsweise die Prävalenz einer Depression bei Menschen mit einer Herzinsuffizienz vier- bis fünfmal höher als in der Allgemeinbevölkerung (Adelborg u. a. 2016). Depressionen sind bei herzinsuffizienten Patienten mit erhöhten Krankheitskosten, verminderter Lebensqualität und schlechter Prognose assoziiert. Eine Verbesserung der depressiven Symptomatik wirkt sich auch auf den Verlauf einer Herzinsuffizienz aus. So zeigten Sven Piepenburg und Kollegen (2016), dass die Rehospitalisierungs- und auch die Mortalitätsrate mit der Schwere der Depression ansteigen. Disease-Management und multimodale, am Patientenbedürfnis orientierte Versorgungsansätze sind geeignet, Lebensqualität, Stimmung und Prognose herzinsuffizienter Patienten mit einer Depression zu verbessern.

Symptome einer Herzinsuffizienz sind:

- Atemnot (Dyspnoe) sowohl bei Belastung als auch im Ruhezustand (etwa nachts),
- Müdigkeit, Schwäche: zuerst bei größerer körperlicher Anstrengung, später auch bei Verrichtungen im Alltag,

- Flüssigkeitsretention: Beinödeme oder Bauchschwellung,
- trockener Husten, besonders nachts,
- nächtlicher Harndrang,
- Schwindel, Palpitationen (Herzklopfen), Synkopen (plötzlich einsetzende, kurz andauernde Bewusstlosigkeit),
- Appetitlosigkeit, Übelkeit, Völlegefühl, Obstipation, abdominelle Schmerzen, unter Umständen Gewichtsabnahme,
- Gedächtnisstörungen, Verwirrtheitszustände, kognitive Beeinträchtigung.

Die Herzinsuffizienz kann, abgesehen von einer gründlichen Anamnese, durch Laboruntersuchungen des Blutes, Belastungs-EKG und einer Echokardiografie sowie durch bildgebende Verfahren oder einer Myokardbiopsie diagnostiziert werden (AWMF 2017).

SUBJEKTIVES ERLEBEN Die subjektiv empfundene Belastung durch die Herzinsuffizienz ist unabhängig vom objektiven Befund. So kann schon eine Herzinsuffizienz im ersten Stadium als sehr belastend empfunden werden und große Ängste auslösen, auch wenn noch keine Beeinträchtigung der körperlichen Leistungsfähigkeit objektivierbar ist. Somit ist das prioritäre Ziel der Behandlung – unabhängig vom Schweregrad der Erkrankung – die Steigerung der Lebensqualität der Betroffenen.

Der trockene Husten wird häufig als Asthma oder Bronchitis missinterpretiert, die körperliche Leistungseinbuße wird als normale Alterserscheinung erklärt. Die Betroffenen berichten oft erst zeitlich verzögert über das nächtliche Husten oder ihre Erschöpfung und werden entsprechend sehr spät oder sogar falsch behandelt.

Symptome wie Müdigkeit oder Appetitlosigkeit können auf eine Depression, auf eine chronische Herzinsuffizienz oder auch auf andere Erkrankungen wie eine Lungenentzündung hinweisen. Bei diagnostizierter Herzinsuffizienz wird deshalb die beginnende Depression ohne explizites Erfragen anderer Anzeichen oft nicht erkannt. Zudem erschweren Symptome einer Depression wie Antriebslosigkeit, mangelndes Selbstwertgefühl, sozialer Rückzug oder auch die kognitiven Beeinträchtigungen die Adhärenz für die Herzinsuffizienzbehandlung. Medikamente werden nicht regelmäßig eingenommen, Termine beim Hausarzt verpasst, Frühwarnzeichen einer Verschlechterung oft nicht erkannt. Die mangelnde Compliance herzinsuffizienter Patientinnen und Patienten mit medikamentösen und nichtmedikamentösen Therapiemaßnahmen sind somit oft Gründe für Krankenhausaufnahmen (Ladwig u. a. 2008).

Auch die medikamentöse Therapie stellt die Behandler vor Herausforderungen. Einzelne Antidepressiva wie auch Antipsychotika zeigen ungünstige kardiovaskuläre Nebeneffekte und sollten deshalb nicht eingesetzt werden.

SUBJEKTIVE LEBENSQUALITÄT Vorrangiges Ziel der Behandlung der Herzinsuffizienz ist die Steigerung der Lebensqualität. Die Erhöhung der Belastungstoleranz, die Mitbehandlung der Komorbiditäten sowie die Reduktion der Hospitalisierungsrate sind Faktoren, die dazu beitragen. Dabei zeigen sich vor allem bezüglich der individuellen Belastungstoleranz erhebliche Unterschiede. Diese gilt es zu respektieren und nicht mit vorgegebenen Zielparametern zu vergleichen. Als alleiniges Kriterium gilt die Zufriedenheit mit der erhöhten körperlichen Belastbarkeit durch den Betroffenen.

Die Therapie der chronischen Herzinsuffizienz ist komplex. Ihre Wirkung hängt maßgeblich von der Akzeptanz und dem aktiven Mitwirken der Patienten und ihrer Angehörigen ab. Die Kommunikation mit den Beteiligten ist deshalb bei der Therapie gerade bei Menschen mit psychischen Erkrankungen von zentraler Bedeutung. Regelmäßig sollten Symptome der Angststörung oder der Depression erfragt werden. Eine besondere Herausforderung stellt die Kommunikation mit kognitiv beeinträchtigten Patienten dar (AWMF 2017).

MOTIVATION Die Betroffenen reden selten von selbst über ihre entsprechenden Probleme, so müssen kognitive, soziale oder psychische Beeinträchtigungen im pflegerischen Kontakt aktiv angesprochen werden. Das Vorhandensein einer tragfähigen, vertrauensvollen Beziehung zwischen Behandler und Betroffenen hilft dabei. Eine Anbindung an ambulante Dienste ermöglicht eine Kontinuität in der Behandlung und in der Beziehungsgestaltung, die ein rasches Erkennen von Veränderungen ermöglicht.

Neben der Behandlung der ursächlichen Erkrankungen sind Modifikationen des Lebensstils (Bewegung, Ernährung, Rauchen etc.) anzugehen. Diese müssen individuell erstellt und begleitet werden. So muss die Bedeutung von Maßnahmen wie Gewichtsreduktion, Kochsalzreduktion, Limitierung der Flüssigkeitszufuhr, Limitierung bzw. Restriktion des Alkoholkonsums in Gesprächen thematisiert werden. Atemübungen oder eine an die Herzinsuffizienz angepasste körperliche Bewegung können sowohl die Herzinsuffizienz als auch die depressiven Symptome positiv beeinflussen. Dieser Zusammenhang ist vielen Behandlern sowohl in somatischen Settings als auch im psychiatrischen oder psychotherapeutischen Setting nicht bekannt. Oft braucht es für die nachhaltigen Veränderungen des Lebensstils mehrere Anläufe und setzt eine Motivation der Betroffenen voraus. Die Entwicklung dieser Motivation kann in den ersten Wochen nach der Diagnose eine der Hauptaufgaben der Pflegefachpersonen bzw. weiterer in die Behandlung involvierter Personen sein.

Die Anbindung an Patientenorganisationen und Selbsthilfegruppen ist ebenfalls als mögliche Intervention vorzuschlagen. Gerade im Bereich der Herz-Kreislauf-Erkrankungen gibt es eine Fülle an Angeboten im deutschsprachigen Raum (Selbsthilfegruppen, Notrufe, Herzsportgruppen etc.).

Die Betroffenen müssen sich langfristig auf ihre Erkrankung einstellen. Eine gute Information und Aufklärung bezüglich Frühzeichen einer Dekompensation (Wassereinlagerungen, Gewichtszunahme, Schwindel und schneller, unregelmäßiger Herzschlag etc.) sowie die Behandlung der psychischen Begleiterkrankungen stehen im Vordergrund der nichtmedizinischen Maßnahmen. Diese Aufklärung soll bei Menschen mit psychischen Erkrankungen mehrmals erfolgen. Je nach Ausprägung der psychiatrischen Symptomatik muss die Menge der Informationen und die Art der Kommunikation individuell angepasst werden.

Die Unterstützung der regelmäßigen Einnahme der Medikamente zur Behandlung der Herzinsuffizienz (Betablocker, ACE-Hemmer etc.) sowie der zusätzlichen Medikamente zur Symptomoptimierung (etwa Diuretika) stellt ebenfalls eine Maßnahme dar, die in einem interprofessionellen Behandlungsansatz verfolgt werden muss. Die Kontrolle des Blutbildes sowie des Gewichtes muss regelmäßig erfolgen.

Die Motivation zu langfristigen Veränderungen in der Lebensweise der Betroffenen ist gerade zu Beginn einer Herzerkrankung eine zentrale Pflegeaufgabe.

Bluthochdruck

In Deutschland leidet etwa jeder Dritte im Alter zwischen 18 und 79 Jahren unter Bluthochdruck. In der Altersgruppe der 70- bis 79-Jährigen liegt die Prävalenz sogar bei 74,2 Prozent (Neuhauser u. a. 2013). Die Risikofaktoren für Bluthochdruck sind Bewegungsmangel, Übergewicht, chronischer Stress, Alkoholkonsum und Rauchen.

BEISPIEL

Der 35-jährige Herr N., Sanitärinstallateur, alleinstehend, bewegt sich in seiner Freizeit kaum und verbringt die Abende meist allein oder mit Freunden vor dem Fernseher. Er ernährt sich überwiegend von Fertiggerichten oder Wurstbroten. Bei der Arbeit verspürt er zunehmend ein Pulsrasen, das er nicht weiter beachtet, bis er mehrere Male eine Panikattacke erlebt und das Gefühl hat, er müsse sterben. Der Hausarzt empfiehlt ihm nach dem erneuten Auftreten der Attacken einen Psychiater. Dieser behandelt Herrn N. psychotherapeutisch, ohne eine erkennbare Veränderung der Situation zu erreichen.

Der Leidensdruck von Herrn N. steigt. Er traut sich nicht mehr zur Arbeit und zieht sich zunehmend zurück. Eine Behandlung in einem teilstationären Setting wird empfohlen. Im Rahmen der Eintrittsuntersuchung wird ein erhöhter Blutdruck von 160/95 gemessen. Auch die Folgemessungen an den nächsten Tagen zeigen alle erhöhte Werte. Neben einer pharmakologischen Therapie wird sein Lebensstil mit mangelnder Bewegung und einseitiger Ernährung verhaltenstherapeutisch angegangen und nach der Klinikentlassung von seinem niedergelassenen Psychiater fortgesetzt.

Die Panikattacken verschwinden gleichzeitig mit der Normalisierung seiner Blutdruckwerte. Ein vom Betroffenen ohne Absprache mit seinem Hausarzt oder Psychiater unternommener Versuch, die Medikamente abzusetzen, misslingt, die Symptome des Herzrasens sowie die damit verbundene Angst kommen umgehend zurück. Er bemüht sich fortan, neben der Medikamenteneinnahme vor allem die Ernährung etwas abwechslungsreicher zu gestalten. Mit seinen Freunden organisiert er vor den Videoabenden auch gemeinsames Kochen.

Ein Blutdruck gilt als erhöht, wenn mehrere Messungen Werte von einem systolischen Blutdruck von über 140 mmHg und einem diastolischen Blutdruck von 90mmHg oder höher ergeben. Bluthochdruck löst nur sehr selten typische, eigene Beschwerden aus, sondern schädigt Herz, Gefäße und andere Organe schleichend. Wenn Symptome auftreten, dann hat der Bluthochdruck meist schon deutliche, möglicherweise ernsthafte Schäden angerichtet. Durch Bluthochdruck steigt die Gefahr für Herzinfarkte, Schlaganfälle und weitere Herz-Kreislauf-Erkrankungen deutlich. Die arterielle Hypertonie ist der größte Risikofaktor für Mortalität weltweit.

Bluthochdruck und Depressionen hängen häufig zusammen. Als Grund wird vermutet, dass der Bluthochdruck die mögliche Reaktion auf innere Spannungen ist, wie sie bei Ängsten oder Depressionen auftreten. Wie der National Comorbidity Survey in den USA zeigte, war Hypertonie mit 8 Prozent eine der häufigsten komorbiden Erkrankungen bei Menschen mit Depressionen (Kessler u.a. 2005). Allerdings sind sich die Fachleute nicht einig, ob die arterielle Hypertonie bei Menschen mit psychischen Erkrankungen vermehrt auftritt oder nicht (Hewer & Schneider 2016). Nichtsdestotrotz ist diese Erkrankung aufgrund ihrer weiten Verbreitung im psychiatrischen Alltag hoch relevant. Einbußen der Lebensqualität sind ausgeprägter, wenn eine somatopsychische Komorbidität vorliegt (Katon u.a. 2007).

Selten liegt eine sekundäre Hypertonie vor. Hier hat eine Erkrankung den Blutdruck erhöht, zum Beispiel eine Nierenerkrankung, bestimmte Schlafstörungen mit Atemaussetzern oder hormonelle Störungen. Auch Medikamente (bestimmte hormonelle Verhütungsmittel, entzündungshemmende Schmerzmittel, Kortison etc.), Nahrungsergänzungsmittel oder Drogen wie Kokain und Amphetamine können erhöhten Blutdruck auslösen. Mit zunehmendem Alter erhöht sich der Blutdruck ebenfalls etwas.

SYMPTOME Typisch bei Bluthochduck sind Kopfschmerzen, die im Hinterkopf sitzen und vor allem morgens auftreten. Die Betroffenen berichten zudem von Schwindelgefühl, Übelkeit und Ohrensausen.

Ein leicht gerötetes Gesicht ist ebenfalls ein Anzeichen. Viele Betroffene beschreiben eine innere Unruhe und das Gefühl einer Angetriebenheit sowie die verstärkte Wahrnehmung ihres Herzschlags. Die Schlafqualität ist gestört, falls der Blutdruck nachts nicht absinkt, und Ein- und Durchschlafstörungen sind die Folge. Eine zunehmende Erschöpfung ist beobachtbar. Auch Angstzustände aufgrund des kräftigen Herzschlages und der verminderten Belastbarkeit können auftreten.

Der Blutdruck schwankt im Verlauf des Tages. Er steigt bei körperlicher Anstrengung oder Anspannung an und ist während Ruhephasen deutlich niedriger. Diese Schwankungen sind normal, die dauernde Erhöhung mindestens einer der beiden Werte jedoch nicht. Für eine Diagnose sollten mindestens drei Blutdruckmessungen an verschiedenen Tagen zu verschiedenen Uhrzeiten stattfinden. Eventuell ist zusätzlich eine 24-Stunden-Messung ins Auge zu fassen. Weitere Untersuchungen von möglichen Folgeschädigungen an Herz, Niere, Gefäßen und anderen Organen sollten angeordnet werden.

FEHLDIAGNOSE Viele Menschen wissen nicht, dass sie betroffen sind, weil sie keine Symptome spüren bzw. die Symptome nicht auf den Bluthochdruck zurückführen. Gerade bei Menschen mit psychischen Erkrankungen werden die Symptome von innerer Unruhe oft auf ihre psychische Belastung zurückgeführt und weiterführende Abklärungen nicht getroffen.

Die Bereitschaft, die Diagnose mittels einer 24-Stunden-Messung zu erhärten, lehnen einige mit der Begründung ab, die Armmanschette als störend zu empfinden und sich gegenüber allen erklären zu müssen. Zudem nehmen viele, auch wenn sie ihre Werte kennen, die Erkrankung auf die leichte Schulter und verweigern frühzeitige Interventionen, die ihre Lebensgestaltung im Sinne von Ernährungsumstellung und körperlicher Aktivität tangieren würden. Menschen mit psychischen Erkrankungen, aber auch ihre Behandler bewerten die psychische Befindlichkeit als prioritär und erkennen den bio-psycho-sozialen Zusammenhang oft erst spät. Die Bereitschaft zu Lebensstiländerungen ist auch bei Patienten mit arterieller Hypertonie immer noch sehr niedrig.

Einige Betroffene entwickeln aufgrund der verstärkten Wahrnehmung ihres Herzschlages und der verminderten Belastbarkeit eine Angstsymptomatik und / oder Panikattacken. Vor allem bei Menschen mit psychotischem Erleben besteht die Gefahr, dass die veränderte Körperwahrnehmung wahnhaft verarbeitet wird. Ebenso werden solche Beschwerden von psychiatrisch Tätigen schnell als Auswirkung eines Wahnerlebens gedeutet.

Überdurchschnittlich oft tritt die primäre Hypertonie gemeinsam mit Übergewicht, Typ-2-Diabetes und erhöhten Blutfettwerten auf. Lassen sich diese drei Faktoren gleichzeitig mit Bluthochdruck feststellen, spricht man vom »Metabolischen Syndrom« (früher auch »tödliches Quartett« oder »Wohlstandssyndrom« genannt), da alle diese Anzeichen Auswirkungen eines »modernen« Lebensstils mit mangelnder Bewegung und falscher Ernährung sein können. Bei der Kombination von Depression und metabolischem Syndrom ist zu erwarten, dass die Folgen besonders schwerwiegend sind. Allerdings fehlen hier Studien, die das erhöhte kardiovaskuläre Risiko der Komorbidität von Depression und metabolischem Syndrom quantifizieren (Löwe 2015).

BLUTDRUCKMESSUNGEN Eine umfassende Anamnese ist als erste Maßnahme unerlässlich. Neben der Eigenanamnese, in der der Betroffene über seine bekannten kardiologischen Erkrankungen, aber auch über seine vorhandenen Risikofaktoren (Diabetes, Übergewicht, Hypertonie etc.) befragt wird, werden auch Information zu frühem Auftreten von KHK, Diabetes oder Hypertonie bei Verwandten ersten

Grades eingeholt. Das Auftreten von Symptomen im Zusammenhang mit den psychischen Beschwerden einer bekannten Depression oder Angststörung und anderem muss ebenfalls erfragt werden.

Ein Zielblutdruck von <140/90 mmHg wird bei fast allen Patienten empfohlen. In den Leitlinien wird die Praxisblutdruckmessung nach wie vor als »Goldstandard« für die Diagnose der arteriellen Hypertonie aufgeführt. Allerdings wird die Bedeutung der Patientenselbstmessung im Rahmen der Langzeitbetreuung hervorgehoben (Mancia u. a. 2013). So kann bei Menschen, die aufgrund ihrer psychischen Erkrankung in einer kontinuierlichen Behandlung sind, diese regelmäßige Messung routinemäßig in die Termine eingebaut werden. Darüber hinaus sollten die Patienten allerdings zur Selbstmessung zu Hause angeleitet und befähigt werden. Bei veränderten Werten muss eine Rückmeldung an den die Hypertonie behandelnden Arzt erfolgen.

Als wichtigste Intervention ist auch bei der Hypertonie die Unterstützung in der Umstellung des Lebensstils zu sehen. Die vorhandenen Risikofaktoren sind zu thematisieren: Rauchen, Übergewicht, mangelnde Bewegung, Stress, ungünstige Ernährung. Die Veränderungsbereitschaft hin zu einem Rauchstopp, zur Gewichtsabnahme, Aktivitätsförderung, salzarmer und fettarmer Ernährung, weniger Alkoholkonsum etc. ist aktiv zu fördern. Motivierende Gesprächsführung nach (Miller & Rollnick 2015) bietet sich an, um das Selbstmanagement zu stärken.

Bei einer indizierten medikamentösen Therapie wird zwar die regelmäßige Einnahme der Medikamente über viele Jahre empfohlen, viele Betroffene setzen die Medikamente aber bereits nach wenigen Wochen und einer Verbesserung der Symptome ab. Eine entsprechende Information durch Fachpersonen ist wichtig. Die Anbindung der Medikamentenabgabe an eine bereits bestehende Behandlungsstelle (ambulante Beratungsstelle, Tagesklinik etc.) ist bei Menschen mit psychischen Erkrankungen besonders zu empfehlen.

Die eventuell auftretende Angstsymptomatik ist gesondert zu thematisieren und in die bestehende Behandlung zu integrieren bzw. ist nach Behandlungsmöglichkeiten zu suchen.

ENTSPANNUNG Stresssymptome und gleichzeitig hohe Blutdruckwerte finden wir bei vielen Patientinnen und Patienten. Unser Lebensstil ist geprägt von Informationsflut, permanenter Erreichbarkeit und Bewegungsarmut. Auch wenn in den Leitlinien zur Behandlung von Bluthochdruck nirgends ein Verweis auf Entspannungstechniken steht, sind diese im Umgang mit Bluthochdruck relevant. Verschiedene bekannte Entspannungstechniken wie das Biofeedback, Ohrakupunktur, Meditation, Atemkontrolle, aber auch Achtsamkeitstrainings und individualisierte Therapieverfahren können hilfreich sein für die Stressbewältigung. Alkoholkonsum ist eine weit praktizierte Form der Stressbewältigung im Alltag. Allerdings stellt erhöhter Alkoholkonsum einen erheblichen Risikofaktor für das Auftreten einer Hypertonie dar und kann deshalb als Methode zur Entspannung nicht empfohlen werden.

Der beste Effekt ist durch die Kombination verschiedener Methoden zu erwarten. Der Vorteil fast aller dieser Entspannungstechniken liegt darin, dass sie nach einer kurzen Anleitung durch die Betroffenen selbst durchgeführt und somit jederzeit angewendet werden können.

Meist begleitet Stress die Betroffenen auch nach Normalisierung der Blutdruckwerte. Für eine nachhaltige Anwendung von Entspannungstechniken lohnt es sich, verschiedene Methoden auszuprobieren, um die individuell passendste zu finden und diese auch ohne erhöhten Blutdruck für den Rest des Lebens anzuwenden.

Erkrankungen der Lunge

Erkrankungen der Lunge betreffen entweder die Atemwege (Bronchien), die Lungenbläschen (Alveolen), das Lungenfell, das Rippenfell oder die Blutgefäße. Infektionen der unteren Atemwege, chronisch obstruktive Lungenerkrankung (COPD), Bronchialkarzinom und Tuberkulose gehören weltweit zu den zehn häufigsten Todesursachen. Lungenkrankheiten stehen bei den krankheitsbedingten Todesursachen an dritter Stelle (World Health Organization 2016). Eine Zunahme der Erkrankungshäufigkeit wird aufgrund der demografischen Veränderungen sowie dem unveränderten Vorhandensein der Risikofaktoren für die kommenden Jahre erwartet. Pneumonie, COPD und Asthma bronchiale sind die häufigsten Erkrankungen der Lunge im Kontext psychiatrischer Krankheitsbilder.

Atemnot (Dyspnoe) und Schmerzen im Thoraxbereich sind häufige Symptome einer Lungenerkrankung. Die daraus resultierende Abnahme der körperlichen Belastbarkeit und die zunehmende Einschränkung des Aktionsradius begünstigen die Entwicklung von Vereinsamung und Depressionen bei den Betroffenen. Dass akute Atemnot große Angst vor dem Ersticken bis hin zu Angstattacken auslösen kann, liegt auf der Hand. Atemnot, Angst und eine Depression sind also eng miteinander verbunden und beeinflussen die Lebensqualität der Betroffenen erheblich. Auch Schlafstörungen bedingt durch Atemnot treten gehäuft auf (Steinkamp u.a. 2005). Viele Betroffene verbringen ihre Nächte nicht mehr im Bett, sondern im Sessel, was die Schlafqualität erheblich beeinträchtigt.

AUFTRETEN Im Bereich der pulmonalen Erkrankungen bei Menschen mit psychischen Erkrankungen liegen nur wenige Zahlen zu Häufigkeit und Ausprägung in Europa vor. Untersuchungen aus den USA belegen eine Lebenszeitprävalenz von fast 40 Prozent für affektive Störungen und sogar von annähernd 55 Prozent für eine Angststörung bei Patienten mit einer COPD-Diagnose (Goodwin u. a. 2012). Marsus Pumar und Kollegen (2014) sprechen sogar von Prävalenzen von bis zu 50 Prozent für Angststörungen und von bis zu 57 Prozent für Depressionen. Damit wäre die Lebenszeitprävalenz bei diesen chronisch Kranken etwa achtmal höher als in der gesunden Bevölkerung. Athanasios Douzenis und Kollegen (2012) zeigten in einer Untersuchung, dass bei rund 9 Prozent der Menschen mit Schizophrenie und bei 7 Prozent der affektiv erkrankten Menschen die Gründe, die zu einer Verlegung aus einer psychiatrischen Klinik in eine Akutklinik führten, aus dem pulmonalen Bereich stammten. Diagnosen waren hier vor allem chronische Bronchitis und Asthma.

Weil Symptome wie Müdigkeit, Antriebslosigkeit, sozialer Rückzug und Mattigkeit sowohl Symptome der Depression als auch von einigen Lungenerkrankungen sind, wird bei bekannter psychiatrischer Diagnose die Möglichkeit einer ernst zu nehmenden somatischen Erkrankung oft nicht bedacht. Eine frühzeitige Behandlung findet nicht statt und vergrößert somit das Leiden der Betroffenen erheblich. Sie sind durch das Auftreten sowohl einer chronischen psychischen Erkrankung als auch einer chronischen körperlichen Erkrankung doppelt belastet. Die Lebensqualität ist dadurch erheblich vermindert (Baumeister u. a. 2005).

Die erschwerte Behandlung von Atemwegserkrankungen durch das Vorhandensein einer psychischen Erkrankung ist seit Langem bekannt. So sind eine mangelnde Krankheitsakzeptanz, beeinträchtigtes Selbstmanagement und reduzierte Inanspruchnahme an Therapien zu beobachten. Psychische und somatische Komorbidität ist letztlich mit erhöhter Morbidität, Mortalität, schlechterer Prognose und erhöhten Versorgungskosten verbunden (GOLD 2018).

Die Behandlung von somatischen und psychischen Komorbiditäten besteht auch im Bereich der pulmonalen Erkrankungen aus einer Kombination von psychosozialen, psychotherapeutischen und pharmakologischen Interventionen. Vor allem die psychosozialen Maßnahmen können in unterschiedlichen Settings von verschiedenen Personen angewandt werden und somit maßgeblich den Behandlungsverlauf beeinflussen.

Die Erkrankungen der Lunge führen im schlimmsten Fall zu einer respiratorischen Insuffizienz. Diese zeichnet sich aus durch entweder eine Hypoxämie (Mangel an Sauerstoff im Blut) oder durch eine Hypoventilation (erhöhter CO_2-Partialdruck / Hyperkapnie).

HYPOXÄMIE Die subjektiven Anzeichen für Hypoxämie sind: Atemnot (Dyspnoe), Müdigkeit und körperliche Leistungseinbußen. Objektive Zeichen, die auf Hypoxämie deuten, sind: Zyanose (bläulich verfärbte Lippen), erhöhte Atemfrequenz, Einsatz der Atemhilfsmuskulatur sowie Unruhe.

Eine Hypoxämie schadet vielen Organfunktionen und führt unter anderem zu reduzierter linksventrikulärer Kontraktilität, reduzierten kognitiven Funktionen und zur Beeinträchtigung der Sauerstoffversorgung der Gewebe. Eine chronische Hypoxämie führt zur pulmonalen Hypertonie, die sich weiter zu Rechtsherzinsuffizienz ausbilden kann. Eine kontinuierliche Sauerstofftherapie über 24 Stunden bremst die negative Entwicklung.

HYPOVENTILATION Bei steigendem CO_2-Partialdruck (Hypoventilation) wird der Betroffene lethargisch, wenig ansprechbar bis hin zu einem komatösen Zustand. Zeichen sind zunehmende Bewusstseinstrübung und die sogenannte Kussmaulatmung mit langen Phasen der

Ausatmung. Folgen sind respiratorische Azidose (durch die Atmung verursachte Übersäuerung des Blutes), Herzrhythmusstörungen und Herzstillstand. Das frühzeitige Erkennen der Zeichen einer zunehmenden respiratorischen Insuffizienz erachten wir als wichtige Kompetenz der professionellen Behandler.

Lungenentzündung

Eine Lungenentzündung (Pneumonie) ist eine akut oder chronisch verlaufende Entzündung des Lungengewebes (Alveolarraum oder interstitielles Gewebe). Meist ist diese Entzündung durch Bakterien (etwa Streptokokken oder Mycoplasma pneumoniae) verursacht, aber auch Viren oder Pilze, Aspiration von Magensaft, Parasiten und andere Faktoren können Auslöser einer Pneumonie sein. Eine Lungenentzündung kann sich je nach Gesundheitszustand und Art des Erregers unterschiedlich schwer entwickeln. Die Erkrankung tritt gehäuft in der kalten Jahreszeit auf.

BEISPIEL

Frau G., 47 Jahre alt, verheiratet, Mutter einer 19-jährigen Tochter, arbeitet Teilzeit als Sekretärin in einem Anwaltsbüro. Seit zwei Wochen befindet sie sich in stationärer psychiatrischer Behandlung wegen einer Depression. Nach anfänglich guter Teilnahme am Therapieprogramm, hält sie sich die letzten zwei Tage fast nur noch in ihrem Bett auf, trinkt und isst nur noch wenig. Auch der zuvor tägliche Kontakt zu ihrer Tochter ist unterbrochen. Sie schleppt sich unter großer Anstrengung und mit Atemnot gelegentlich zu einer Therapiestunde auf der Abteilung, hustet dabei jeweils stark und hat gelblich verfärbten Auswurf.

Die Fachpersonen versuchen die Frau zu motivieren, möglichst viel am Tagesprogramm teilzunehmen, und erhoffen sich so eine Besserung der Depression. Erst nach einigen Tagen ohne sichtbare Verbesserung wird festgestellt, dass Frau G. erhöhte Temperatur aufweist. So wird schließlich eine bakterielle Pneumonie diagnostiziert. Ihr wird in der Folge ein Antibiotikum und strikte Bettruhe verordnet, bis die Symptome abgeklungen sind. Mit Besserung der körperlichen Symptome ist auch die Bereitschaft zur Teilnahme an den Therapieangeboten der Abteilung kein strittiges Thema mehr. Die Behandlung der Depression im Einzel- und Gruppensetting kann wieder fortgesetzt werden.

Die »typische« Pneumonie zeigt Symptome wie:

- plötzlicher Krankheitsbeginn mit starkem Krankheitsgefühl,
- hohes Fieber,
- produktiver Husten mit eitrigem Auswurf (gelblich-grünlich),
- erhöhte Atemfrequenz und Atemnot,
- Rasselgeräusche bei der Atmung,
- Schmerzen beim Atmen.

Die sogenannte atypische Pneumonie zeigt die Symptome:

- schleichender Beginn mit Kopf- und Gliederschmerzen,
- leichtes Fieber,
- Atemnot,
- trockener Husten.

Insbesondere bei älteren Patientinnen und Patienten kann eine Bewusstseinseintrübung oder Orientierungslosigkeit das einzige Symptom einer Pneumonie sein. Bei entzündlicher Beteiligung der Pleura (Pleuritis) können starke Schmerzen zu einer Schonhaltung des Patienten mit zur betroffenen Seite geneigtem Oberkörper und flacher Atmung führen. Ist die Atmung durch eine Erkrankung wie der Lungenentzündung beeinträchtigt, kann dies zu einer lebensbedrohlichen Situation führen.

Neben Röntgen des Thorax und einer Blutentnahme beinhaltet eine körperliche Untersuchung die Inspektion (Beobachtung) der Thoraxform, der Atembewegungen, des Atmungstyps, der Atemfrequenz und einer möglichen Zyanose. Mittels Perkussion kann eine Klopfschalldämpfung über dem betroffenen Lungenlappen festgestellt werden. Der Stimmfremitus (leichtes Vibrieren des Brustkorbes, erkennbar durch Auflegen der Hand) und die Bronchophonie (Schallleitung, feststellbar durch das Stethoskop) sind verstärkt. Per Auskultation mit einem Stethoskop können ebenfalls feuchte Rasselgeräusche sowie Bronchialatmen die Diagnose erhärten.

Eine Unterscheidung in typische und atypische Pneumonie muss nicht zwingend vorgenommen werden, da beide theoretisch durch alle Erreger ausgelöst werden können und sich keine spezifische therapeutische Konsequenz ableiten lässt.

Faktoren, die das Entstehen einer Pneumonie begünstigen, sind:

- Alter über 60 Jahre (oder unter einem Jahr),
- Immobilität jeglicher Ursache,
- eingeschränkte Zilienfunktion (Zellfortsätze, welche den Transport von Schleim und Flüssigkeiten ermöglichen) durch Zigarettenrauchen oder die Erkrankung Mukoviszidose,
- schlechter Immunzustand,
- chronische Erkrankungen (COPD, Asthma, Herzinsuffizienz),
- Lungentumore mit Obstruktion der Atemwege (Atelektasenbildung),
- Virusinfektionen der Luftwege (Bronchitis),
- Schluckstörungen jeglicher Art,
- Medikamente (Immunsuppressiva, Clomethiazol etc.).

Tritt die durch Bakterien, Viren oder Pilze ausgelöste Pneumonie in einem stationären Setting auf, besteht Ansteckungsgefahr. Zur grundsätzlichen Stärkung des Immunsystems sind eine ausreichende Flüssigkeitszufuhr, viel Vitamin C und Bewegung an der frischen Luft zu empfehlen. Häufiges Händewaschen insbesondere auch des Personals ist dringend einzuhalten.

Risikofaktoren wie Rauchen und körperliche Inaktivität sind bei Menschen mit psychischen Erkrankungen häufig anzutreffen. Auch wenn inzwischen verschiedene Studien zeigen, dass bewegungstherapeutische Interventionen zur Linderung von Angstzuständen empfohlen werden können (Wipfli u. a. 2008) und Bewegung die depressiven Symptome lindern kann (Cooney u. a. 2013), wird dem körperlichen Training wie auch dem Rauchstopp im psychiatrischen Behandlungssetting noch zu wenig Stellenwert beigemessen.

Bewegung ist ein Gesundheitsfaktor und sollte auch bei psychisch kranken Menschen stetig angeregt werden, und zwar nicht nur bei schwer erkrankten, insbesondere wenn sie rauchen oder zu kalorienhaltig essen. Dabei sollte schrittweise vorgegangen und es sollten realistische Ziele gesetzt werden.

ÄNGSTE Allgemeine therapeutische Maßnahmen bei einer Pneumonie sind zunächst die körperliche Schonung und eine ausreichende Nahrungs- und Flüssigkeitszufuhr. Bei schwerer Atemnot kann eine Sauerstoffzufuhr per Nasensonde deutliche Erleichterung bringen. Gerade bei Menschen mit psychischen Erkrankungen – vor allem aus dem psychotischen Bereich – stellen diese beiden Maßnahmen aber die Betroffenen wie auch die Behandler vor eine große Herausforderung: Die motorische Unruhe bei vielen Menschen mit psychotischem Erleben macht eine Einhaltung zum Beispiel von Bettruhe trotz körperlicher Erschöpfung fast unmöglich. Das Anlegen einer Nasensonde ist grundsätzlich unangenehm. Hat jemand aufgrund des psychotischen Erlebens eine veränderte Wahrnehmung des Körpers, so kann sich dieses Gefühl bis hin zur Angst steigern. Eine angepasste Information und Aufklärung der Betroffenen über das Vorgehen, die Bedeutung und die Notwendigkeit der Interventionen ist unbedingt zu empfehlen. Unnötige Abwehrreaktionen können so therapeutisch besprochen und vermieden werden.

Nach einer ersten Besserung können Atemübungen sowie eine physikalische Therapie zur Förderung der Resorption der Entzündung zur Anwendung kommen. Auch Inhalationen können die Symptome lindern. Dabei ist von Beginn an auf die richtige Anwendung zu achten und die Anleitung so zu gestalten, dass die Betroffenen diese ohne Hilfe selbst ausführen können.

Auf verstärktes Auftreten von Ängstlichkeit oder Depressivität bei wiederholten Lungenentzündungen ist zu achten, um die Entwicklung einer Depression oder Angststörung frühzeitig zu erkennen und entsprechend zu behandeln. Bestehende validierte Screening-Fragebögen wie das »Becks Depression Inventory« (BDI) können dazu genutzt werden.

Ein Rauchstopp während einer akuten Pneumonie ist ratsam und kann das Risiko einer Wiedererkrankung minimieren.

Zur Therapie der bakteriell hervorgerufenen Pneumonien ist der Einsatz von Antibiotika sinnvoll. Im Falle der ausbleibenden Besserung des Zustandes ist die Therapie umzustellen. Bei Nachweis des Erregers kann bei Möglichkeit auf ein Antibiotikum mit schmalem Wirkungsspektrum zurückgegriffen werden. Dabei ist unbedingt auf bekannte Interaktionen mit Antipsychotika und anderen Psychopharmaka zu achten. > Interaktionen mit Antipsychotika, Seiten 99 f.

Eine Grippeimpfung schützt zwar nicht direkt vor einer Lungenentzündung, verhindert aber, dass die Atemwege zusätzlich geschwächt werden. Die Impfung kann als Routineangebot im Herbst in jedem psychiatrischen Setting durchgeführt werden.

Der Aufbau und die Aufrechterhaltung der Motivation zur Teilnahme und Mitarbeit an Behandlungsangeboten für die somatische sowie die psychische Erkrankung sind als begleitende Maßnahmen elementar. Eine aktive, selbstbestimmte Rolle der Betroffenen in ihrer Krankheitsbewältigung ist anzustreben.

Die chronisch obstruktive Lungenkrankheit

Unter »Chronic Obstructive Pulmonary Disease« (COPD) werden chronische Erkrankungen der Lunge zusammengefasst, die auf entzündeten und dauerhaft verengten Atemwegen beruhen. Die Erkrankungen sind irreversibel – also nicht heilbar. Die COPD ist bezüglich Morbidität und Mortalität eine der führenden Erkrankungen weltweit. Sie ist zurzeit die vierthäufigste Todesursache, und die Vorhersagen der Gobal Burden of Disease Study gehen davon aus, dass die COPD schon bald die dritthäufigste Todesursache sein wird. Es existieren bislang nur wenige Daten zur Epidemiologie der COPD in Deutschland und Österreich (AWMF 2018). Auf der Basis der BOLD-Studie waren die Prävalenzen der erwachsenen Bevölkerung von 5 Prozent bis über 10 Prozent geschätzt worden (Piatt u. a. 2010). Trotz dieser alarmierenden Zahlen wird COPD vielfach unterschätzt, zu wenig beachtet und diagnostiziert sowie zu wenig oder zu spät behandelt (Knipel u. a. 2012).

BEISPIEL

Der 42-jährige Herr O. arbeitet als Sanitärinstallateur, ist alleinlebend und hat keine Kinder. Er ist wegen seiner Alkoholabhängigkeit seit vielen Jahren in ambulanter Behandlung in einer

Suchthilfeeinrichtung und geht freiwillig alle zwei Jahre in eine stationäre Behandlung. Er raucht seit seinem 16. Lebensjahr eine Packung Zigaretten pro Tag. In den letzten Jahren traten zunehmend Husten mit Auswurf beim Aufstehen und Atemnot beim Treppensteigen auf. Im zurückliegenden Winter war er wegen einer Lungenentzündung zwei Wochen krankgeschrieben.

Vor allem die Atemnot bei geringer Anstrengung löst zunehmend Angst bei Herrn O. aus. Beim aktuellen stationären Aufenthalt berichtet eine dort seit Langem arbeitende Pflegefachperson ihre Beobachtung der deutlichen Verschlechterung der körperlichen Leistungsfähigkeit des Patienten. Ihre Beobachtung wird mit der Bemerkung abgetan, dies sei bei zunehmendem Alter und dem langen Zigarettenkonsum normal, eine Intervention sei nicht nötig. Durch ihre Hartnäckigkeit erreicht sie allerdings, dass der Patient körperlich abgeklärt wird und eine Lungenfunktionsprüfung erfolgt. Die Diagnose COPD / Stad ium III wird gestellt. Entsprechende Ziele und Maßnahmen werden formuliert. Neben der Unterstützung zum Rauchstopp und der Behandlung der körperlichen Symptome werden auch die auftretende Angst und der Umgang damit noch während des stationären Aufenthaltes thematisiert. Sein Hausarzt wird in Absprache aller Beteiligten als zentrale Person in der integrierten Behandlung von COPD und psychischen Erkrankungen einbezogen.

Unbestrittener Hauptrisikofaktor für die Entstehung einer COPD ist das Rauchen von Tabak. Die verschiedenen Substanzen des Tabaks greifen auf unterschiedliche Weise den Körper bzw. dessen Immunsystem an. Selbst bei Patienten, die an COPD leiden und deutliche Symptome zeigen, gelingt nur einem Teil der Betroffenen die Entwöhnung. Das Morbiditätsrisiko erhöht sich bei diesen Betroffenen zusätzlich durch ein besonders intensives Rauchverhalten mit höheren

Nikotindosen, höherem Verbrauch pro Tag, tieferen Inhalationen und höherer Zugfrequenz (Shahab u.a. 2006).

Die Betroffenen können körperlich immer weniger leisten, ihr Aktionsradius ist erheblich eingeschränkt. So sind bei fortschreitender COPD auch soziale Isolation und Depression häufige Folgen, Lebensziele erscheinen als nicht mehr erreichbar. Die Odds Ratio – also die Chance, bei vorhandener COPD an einer Depression zu erkranken – lag bei der Metaanalyse von Darlan Matte und Kollegen (2016) bei 3.74, wobei sich die Studien in den gefundenen Prävalenzzahlen stark unterschieden.

ERKENNEN Atemnot, Husten und Auswurf – die sogenannten AHA-Symptome – sind typische erste Anzeichen einer COPD (Lungenliga 2017). Der zähe Schleim und die chronische Entzündung verengen die Atemwege, was sich anfühlt, als atme man durch einen Strohhalm. Diese Atemnot ist zuerst nur bei Belastung spürbar, später auch im Ruhezustand. Häufige Infektionen der Atemwege und Lungenentzündungen erschweren den Krankheitsverlauf. Herzinsuffizienz und Lungenversagen sind lebensbedrohliche Folgeerkrankungen einer langjährigen COPD.

Für eine sichere COPD-Diagnose ist ein einfacher Lungenfunktionstest – die sogenannte Spirometrie – unabdingbar. Sie misst die Menge an Luft, die man innerhalb einer Sekunde ausatmen (Einsekundenkapazität FEV1), und die Menge an Luft, die man nach einer maximalen Einatmung ausatmen kann (die forcierte Vitalkapazität FVC2).

Drei einfache Fragen nach Raucherstatus (aktiv in »Packungsjahren« und auch passiv), Husten und Atemnot sind zusätzlich für eine Minimalanamnese zu stellen. Daneben können folgende Beobachtungen die Diagnose festigen: eine verlängerte Exspiration, Giemen, Pfeifen und Brummen bei der Atmung, ein Einziehen im Bereich der Flanken, eine zentrale Zyanose (bläuliche Haut), Ödeme in Armen und Beinen.

Die seit 2011 geltende Einteilung der Global Initiative for Chronic Obstructive Lung Disease (GOLD 2018) erfolgt in vier verschiedenen Stadien A–D. Dabei fließen der Schweregrad der Obstruktion, die Schwere der Symptomatik, die Exazerbationshäufigkeit (die Häufigkeit der Verschlechterung der Symptomatik) sowie die Komorbiditäten in die Einteilung mit ein. Die Risikoklassen A und B sind mit einem tiefen, die Klassen C und D mit einem hohen Risiko assoziiert.

COPD-Betroffene husten vor allem am Morgen. Meist gewöhnen sie sich aber schnell an diesen täglichen Husten und betrachten ihn nicht als behandlungsbedürftig. Auch die abnehmende Belastungsfähigkeit wird nicht wahrgenommen oder es werden naheliegende Erklärungen gefunden (Raucherhusten, Trainingsmangel etc.). Erst bei einer akuten Erkältung oder einer Atemwegsinfektion wird ärztlicher Rat eingeholt. So wird wichtige Zeit bis zur ersten Intervention verschenkt, insbesondere die Reduktion des Rauchens.

Die psychischen Komorbiditäten werden im klinischen Alltag häufig erst sehr spät entdeckt und somit auch erst sehr spät behandelt. Bei nur rund einem Drittel aller COPD-Patienten mit einer hohen Belastung durch Depressionen wurden die depressiven Einbrüche auch diagnostiziert und behandelt. Ein entsprechendes Problembewusstsein fehlt oft auch bei Fachkräften (von Leupoldt & Janssens 2016).

RAUCHSTOPP Auch wenn COPD nicht heilbar ist, wird durch einen Rauchstopp die weitere Zerstörung der Lunge gebremst. Es lohnt sich deshalb in *jedem* Krankheitsstadium, mit dem Rauchen aufzuhören. Der Anteil der Raucher ist unter psychisch Kranken wesentlich höher als in der psychisch gesunden Bevölkerung. So schätzt man das relative Risiko (RR) bei Menschen mit einer Psychose, zu rauchen, auf zwei- bis dreifach erhöht (De Hert u.a. 2010). Bei Suchtstörungen dürfte der Anteil an Rauchern nochmals höher liegen.

Die Tabakentwöhnung ist ein zentraler Aspekt der COPD-Behandlungsleitlinien. Dass auch psychisch kranke Raucher mehrheitlich einen Rauchstopp wünschen, ist bekannt, doch sind die Chancen auf einen erfolgreichen Nikotinentzug geringer als bei der Allgemeinbevölkerung. Dies ergab eine australische Studie von Kristen Moeller-Saxone (2008). Die Reduktion des Rauchens ist im Gegensatz zu der Beendigung des Rauchens bei der COPD ohne Effekt.

Da auch der Anteil übergewichtiger Personen bei Menschen mit psychischen Erkrankungen deutlich erhöht ist im Vergleich zur Allgemeinbevölkerung (RR 1–2), wird die Atemnot bei geringer Anstrengung oft dem vorhandenen Bewegungsmangel bei bestehender Adipositas und nicht einer beginnenden COPD zugeschrieben. Frühzeitige Maßnahmen zur Stabilisierung der COPD werden nicht ergriffen.

Aktuell wird Tabakrauchen in seiner Ausprägung als Abhängigkeit einerseits als Folge psychischer Erkrankungen, andererseits als Mitursache psychischer Störungen diskutiert. So ist Rauchen für Menschen mit psychischen Erkrankungen oft eine Art Selbstmedikation, um mit Stress, Angst oder Unruhe umzugehen. Allerdings könnte durch die Einwirkung der diversen Substanzen im Tabak auf die Transmitter die Entwicklung einer weiteren psychischen Erkrankung auch begünstigt werden. Zudem gibt es Ansätze, dass beide Störungen gemeinsame Ursachen und Interaktionen besitzen (Mühlig u. a. 2016).

Als effektivste Maßnahme zur Vermeidung einer fortschreitenden COPD wie auch zur Verminderung bereits bestehender Symptome gilt allen voran der Rauchstopp. Die S3-Leitlinien zur Tabakentwöhnung für COPD-Patienten empfehlen nach einer in regelmäßigen Abständen zu wiederholenden Anamnese eine motivierende Beratung anhand der fünf A-Regeln (Andreas u. a. 2008):

- Abfragen des Rauchstatus (Ask),
- Anraten des Rauchverzichts (Advise),
- Abfragen der Aufhörmotivation (Assess),

- Assistieren beim Rauchverzicht (Assist),
- Arrangieren der Nachbetreuung (Arrange).

Die Motivation zum Rauchstopp bei COPD-Betroffenen ist überdurchschnittlich hoch, allerdings ist auch die Zahl erfolgloser Aufhörversuche wesentlich höher als bei schwachen Rauchern (Mühlig u. a. 2016). Die »Rauchreduktion« als Interventionsstrategie sollte bei aktiven Rauchern zunächst nicht empfohlen werden. Oberstes Ziel wäre eher die vollständige Tabakentwöhnung, um das Voranschreiten der COPD zu bremsen. Dieses Ziel muss von den Behandlern klar und deutlich kommuniziert werden. Dabei sollten die Betroffenen sowohl medikamentöse (etwa Nikotinpflaster oder Kaugummi) als auch psychosoziale Unterstützung (etwa zum besseren Umgang mit Stress u. Ä.) erhalten. Eine Rauchreduktion bei Patienten mit erwiesener Abstinenzunfähigkeit erscheint gleichwohl möglich (Andreas u. a. 2008) und sollte dann auch als legitimes Ziel ohne »Vorwürfe« formuliert werden. Inwieweit eine Umstellung auf E-Zigaretten hierfür eine geeignete Maßnahme darstellt, kann zurzeit noch nicht beurteilt werden.

Bei all dem Wissen um die Schädlichkeit des Tabakrauchens wird das Thema eines Rauchstopps innerhalb einer psychiatrischen Behandlung viel zu selten angesprochen. Die Funktion des Rauchens als soziale Interaktion sowie als Möglichkeit der ungezwungenen Kommunikation zwischen Betroffenen und Behandlern wird oft als Argument genommen, um das Rauchen zu bagatellisieren bzw. zu rechtfertigen. Dann stehen sowohl Behandler als auch Betroffener im Klinikgarten und rauchen gemeinsam. Das Argument, man solle den Patienten doch bei all dem Leiden wenigstens das Rauchen noch lassen, ist ebenfalls öfter zu hören.

Tabakstopp-Programmen bei Rauchern mit psychischen Erkrankungen sind kaum untersucht. Die Empfehlungen unterscheiden sich somit nicht wesentlich zwischen Rauchern mit und solchen ohne psychische Erkrankungen. Einzig sollten beim Rauchstopp depressiver Personen besonders auch das »Stimmungsmanagement« und bei Menschen mit einer schizophrenen Psychose verhaltenstherapeutische Ansätze verstärkt fokussiert werden. Zusätzlich sollte das Angebot der medikamentösen Interventionen (Nikotinersatztherapie oder etwa Buproprion) unter Beachtung der Risiken in Erwägung gezogen werden (Mühlig u.a. 2016).

HUSTENVERMEIDUNG Bei obstruktiven Lungenerkrankungen können bestimmte Techniken die Ausatmung verlängern und die Lunge dadurch entbläht werden. Einfach anzuwendende Atemhilfsgeräte wie Lippenbremse oder Strohhalm erhöhen den Ausatemwiderstand und erzeugen stabilisierende Effekte.

Produktiver Husten und erschwerte Sekretelimination prägen das klinische Bild bei Patienten mit COPD. Spezielle Hustentechniken (etwa »Huffing«: mehrere leichte Hustenstöße, vergleichbar mit einem sehr kräftigen Hauchen, mit dem Ziel den Druck auf die Atemwege zu verringern; autogene Drainage) in Kombination mit apparativen Hilfen können Erleichterung bringen. Hustenvermeidungsstrategien sind wichtig, um durch uneffektiven Husten die Atemmuskulatur nicht unnötig zu be- bzw. überlasten (Kenn u.a. 2014).

PULMONALE REHABILITATION COPD-Betroffene vermeiden oft körperliche Anstrengung, weil diese zu Atemnot führt. Sie nehmen zum Beispiel immer den Lift, auch wenn nur ein Stockwerk zu gehen ist, oder wählen selbst für kurze Distanzen das Auto. In der Folge führen immer geringere Belastungen zu immer stärkerer Atemnot. Nebst der Rauchkarenz und einer spezifischen pharmakologischen Therapie wird mit systematischem körperlichem Training der Teufelskreis aus dieser krankheitsbedingten Inaktivität und zunehmenden Verschlechterung der Erkrankung angegangen.

Gemäß dem aktuellen Wissensstand, besteht eine effiziente Behandlung obstruktiver Atemwegserkrankungen und damit auch von COPD aus verschiedenen Therapieansätzen, die möglichst gebündelt zum Einsatz kommen sollten. Dabei sollen zum einen die Symptome vermindert und zum anderen die Risiken (Rauchen, Mangelernährung etc.) möglichst ausgeschaltet werden. Die pulmonale Rehabilitation wird in den GOLD-Leitlinien als Behandlung erster Wahl empfohlen (GOLD 2018). Das Zusammenwirken körperlicher und psychischer Symptome sowie eine daraus resultierende verminderte Lebensqualität bei COPD muss unterbrochen werden.

Bei den vielen Patientinnen und Patienten mit COPD, bei denen zusätzlich Depressionen oder Angststörungen vorliegen, die einen ungünstigen Einfluss auf den Krankheitsverlauf der COPD haben, müssen möglichst frühzeitig die Diagnostik und Therapie der COPD zusätzlich zu den psychischen Störungen einsetzen. Auch hier ist die pulmonale Rehabilitation aufgrund ihres mehrdimensionalen Therapieansatzes besonders geeignet (Fischer u. a. 2007). Sie formuliert neben den somatischen und den funktionalen Therapiezielen auch psychosoziale und edukative Therapieziele und verfolgt somit einen ganzheitlichen Ansatz:

Funktionale Therapieziele: Verlängerung der Gehstrecke, Verbesserung der Fähigkeit, Treppen zu steigen, Verbesserung der Selbstversorgung, Verbesserung der Fähigkeit zur Ausübung sportlicher Aktivitäten.

Somatische Therapieziele: Verbesserung der Atemnot, Reduktion des Auswurfs, Verbesserung der Schlafstörungen, Besserung der respiratorischen Insuffizienz, Gewichtnormalisierung.

Psychosoziale Therapieziele: Verminderung der Ängstlichkeit und Depressivität, Verbesserung des Selbstwertgefühls, Verbesserung der sozialen Integration.

Edukative Therapieziele: Raucherentwöhnung, Verbesserung der Information über die Krankheit, Beherrschen von Notfallstrategien und Techniken zur Stressbewältigung.

Das Programm der pulmonalen Rehabilitation wird für jeden Patienten individuell erstellt. Dabei werden über einen gewissen Zeitraum verschiedene, wissenschaftlich fundierte diagnostische und therapeutische Verfahren genutzt.

In der GOLD-Leitlinie von 2018 wird der Teufelskreis zwischen COPD und psychosozialen Folgen dargestellt, die Erfassung der Komorbiditäten bei COPD wird empfohlen. In den Empfehlungen wird auch kurzzeitige Psychotherapie empfohlen. So können auftretende Ängste und Stimmungsschwankungen frühzeitig thematisiert und im Kontext sowohl von COPD als auch der Angsterkrankung oder der Depression gemeinsam therapeutisch angegangen werden.

Auch wenn die pulmonale Rehabilitation nicht bereits während eines stationären Aufenthaltes begonnen werden kann, empfiehlt es sich, einzelne Therapieziele aus dem Ansatz bereits früh zu definieren und geeignete Maßnahmen zu ergreifen.

SELBSTMANAGEMENT In den meisten stationären psychiatrischen Behandlungsangeboten besteht zwar das Angebot einer Physiotherapie, nur wenige Therapeuten sind jedoch ausgebildet in pulmonaler Rehabilitation. So gilt es als Aufgabe der Behandler, die Vernetzung aufzubauen und Physiotherapeuten in der Umgebung der Betroffenen zu vermitteln. Parallel dazu kann mit der Patientenschulung begonnen werden. In der pneumologischen Rehabilitation beabsichtigt diese neben der Wissensvermittlung auch das konkrete Einüben von praktischen Fertigkeiten und förderliche Verhaltensanpassungen (regelmäßiges körperliches Training, Nichtrauchen etc.).

Ziel ist die aktive Teilnahme des Patienten an der Bewältigung seiner Krankheit. Dies beinhaltet das Überwachen der Symptomatik und die adäquate Selbstanpassung der Therapie an den jeweiligen Krankheitsschweregrad. Die Wirksamkeit der Rehabilitation steigt aber mit der Dauer, und Nachsorgeprogramme können deren Effekte konsolidieren. Notwendig ist daher eine Vernetzung befristeter ambulanter und stationärer Rehabilitationsprogramme mit langfristigen ambulanten Maßnahmen wie etwa dem ambulanten Lungensport (Kenn u. a. 2014)

Asthma bronchiale

Asthma bronchiale (kurz »Asthma«) ist eine chronisch entzündliche Erkrankung der Atemwege und charakterisiert durch eine übermäßige Reaktion des Bronchialsystems, einer Verengung der Bronchien. Den Betroffenen fällt dann das Ein- und Ausatmen schwer. Rund 16 Prozent der Bevölkerung sind davon betroffen (Global Initiative for Asthma 2018). In den kommenden Jahren wird weltweit mit einem weiteren Anstieg gerechnet, möglicherweise verursacht durch Umweltveränderungen, Urbanisation und Zunahme des westlichen Lifestyles. Asthma kann noch nicht geheilt, meist aber sehr gut behandelt werden.

Die Überreaktion der Bronchien kann biologisch sowie durch diverse Faktoren der Lebensumwelt bedingt sein. Als Auslöser für einen Asthmaanfall gelten neben Allergenen, unspezifischen Reizen wie Kälte, Staub oder Gerüche auch körperliche Belastungen (Entzündung der oberen Atemwege, Grippe etc.) und physische Anstrengungen, eine Überempfindlichkeit gegen gewisse Medikamente und andere chemische Stoffe, ebenso psychische Faktoren wie Ärger, Stress, Bedrohung oder Erregung. Eine wichtige Rolle spielt ebenfalls das Rauchen, sowohl aktives als auch passives.

BEISPIEL

Der 28-jährige Herr P., von Beruf Lehrer, leidet seit einigen Jahren an einer Angststörung und befindet sich deshalb in einer psychotherapeutischen ambulanten Behandlung. Vor wenigen Wochen ist er einer Selbsthilfegruppe beigetreten, die sich wöchentlich trifft. Vor allem im Winter und bei erhöhtem Stress leidet er unter starkem Engegefühl in der Brust, unter Atemnot und Reizhusten. Von seinen Schülern wird er oft auf seine pfeifende Atmung angesprochen, was seine Angstsymptomatik auslöst, seine Atemfrequenz erhöht und das Engegefühl und die Atemnot nochmals verstärkt. Er hat kaum mehr Sozialkontakte außerhalb der Arbeit und verbringt viel Zeit zu Hause.

In der Selbsthilfegruppe fragt ihn ein Teilnehmer, ob er schon als Kind Asthma gehabt habe und wieso er nicht immer ein Asthmaspray dabeihabe. Herr P. geht daraufhin etwas irritiert zu seinem Hausarzt, der diese Diagnose tatsächlich bestätigt und die entsprechende Behandlung einleitet. Herr P. lernt die Symptome des Asthmas von denen einer Panikattacke zu unterscheiden und kann je nach Bedarf die unterschiedlichen Maßnahmen selbstständig einleiten.

Die Komorbidität von psychischen Erkrankungen und Asthma ist hoch. Dabei gibt es wie bei anderen chronischen somatischen Erkrankungen verschiedene mögliche Erklärungsmodelle für das gemeinsame Auftreten:

- die psychische Erkrankung folgt als Belastungsreaktion auf die somatische Erkrankung,
- die bestehende psychische Erkrankung triggert das Auftreten von Asthma,
- es gibt keinen kausalen Zusammenhang zwischen dem Auftreten von Asthma und der psychischen Erkrankung.

Studien bestätigen vor allem die erste Variante, in der die Prävalenzrate von affektiven Erkrankungen bei Menschen mit Asthma bei 41 Prozent, diejenige von Angststörungen sogar bei 52 Prozent liegen (Baumeister u. a. 2005).

Dieses gleichzeitige Auftreten körperlicher und psychischer Erkrankungen hat diverse Auswirkungen auf den Krankheitsverlauf. So zeigt die Komorbidität von Depression und Asthma eine negative Auswirkung auf die Lebensqualität, den funktionalen Status und die Adhärenz (Mancuso u. a. 2000). So sind Menschen, die sowohl eine Depression als auch Asthma haben, häufiger unzufrieden mit ihrer Situation, halten sich weniger an vereinbarte Termine oder nehmen die verordnete Medikation eher unregelmäßig ein.

Der typische Asthmahusten ist trocken und führt nicht zu einer kurzfristigen Besserung der Beschwerden, wie das bei normalem Husten der Fall ist. Ein Asthmaanfall dauert von wenigen Sekunden bis im schlimmsten Fall zu mehreren Stunden. Ein pfeifendes Geräusch beim Ausatmen (entsteht durch die Verengung der Bronchien) sowie Kurzatmigkeit bei Anstrengung sind zu beobachten. Häufige Entzündungen der Bronchien können erste Anzeichen eines Asthmas sein. Die Symptome sind meistens nachts oder am frühen Morgen verstärkt, unterscheiden sich aber individuell stark in Intensität und Dauer. Die Diagnose wird nach einer ausführlichen Anamnese und körperlichen Untersuchung gestellt.

SUBJEKTIVES EMPFINDEN Der Atemwiderstand und die Atemnotsituation werden individuell sehr unterschiedlich eingeschätzt. Die subjektiv vom Patienten empfundene eingeschränkte Funktionalität ist dabei maßgeblicher als die Symptome selbst (Steinkamp u. a. 2005). So steht das reale somatische Ausmaß der Erkrankung nicht immer im Verhältnis zur subjektiv erlebten Einschränkung. Da diese Einschränkungen den Alltag teilweise erheblich beeinträchtigen, sind auch Probleme am Arbeitsplatz oder in der Partnerschaft nicht selten.

Fehlinterpretationen von Asthmasymptomen wie Kurzatmigkeit oder Brustschmerz können angstauslösend sein. Durch das Auftreten der Symptome in der Nacht oder am frühen Morgen sind auch Schlafstörungen eine häufige Folgeerscheinung.

Wie bei allen Lungenerkrankungen stellt das Rauchen ein erhebliches Problem im Genesungsverlauf dar. Neben der Verstärkung der Symptome ist auch das Risiko für die Entwicklung von psychischen Symptomen erhöht. So waren in einer Untersuchung von Edwin WAGENA und Kollegen (2004) rauchende Patienten mit chronisch obstruktiver Atemwegserkrankung wie Asthma häufiger depressiv als nicht rauchende Patienten mit denselben Krankheiten.

Die Unterscheidung von Asthma und COPD ist nicht immer ganz einfach, die Symptome Atemnot und Engegefühl sind bei beiden Krankheitsbildern zentral. Die nachfolgende Tabelle 1 zeigt die wesentlichen Unterschiede auf:

TABELLE 1

Symptome von Asthma versus COPD

Asthma
Symptome treten zuweilen schon in der Kindheit auf
Symptome anfallsweise
Atemnot auch in Ruhe
Lungenfunktion normalisiert sich meist nach Anfall oder Inhalation
betrifft oft Allergiker
COPD
Beginn meist erst ab dem 40. Lebensjahr
Symptome zunehmend stärker
Atemnot während Belastung
Lungenfunktion nimmt stetig ab
betrifft meist Raucher

Die auslösenden Allergene sind – sofern bekannt – möglichst zu meiden. Diese Empfehlung ist gerade bei Jugendlichen, aber auch bei älteren Menschen mit psychischen Erkrankungen im Alltag nicht immer leicht umzusetzen. So ist es beispielsweise schwer, die Katze, die als wichtige »Bezugsperson« lieb gewonnen wurde, wieder wegzugeben.

Grundlage der Asthmatherapie ist die Inhalation von Medikamenten, wobei Bedarfsmedikation im akuten Asthmaanfall und Dauertherapie als Langzeitbehandlung unterschieden wird. Wichtig dabei ist, dass die verschriebenen Medikamente genau nach Vorschrift eingenommen werden. Damit sie ihre volle Wirkung entfalten können, müssen die Betroffenen zuerst die richtige Inhalationstechnik lernen. Diese Schulungen werden in der Schweiz von den Lungenligen der Region, in Deutschland von der Atemwegsliga e. V. durchgeführt oder sind mittlerweile auch im Internet als Videoclips verfügbar. Die Notfallmedikamente müssen immer bei sich getragen werden, um einen Asthmaanfall frühzeitig behandeln zu können.

Neben der medikamentösen Therapie stehen auch diverse nicht pharmakologische Behandlungsansätze zur Verfügung. So kräftigt die sogenannte Atemgymnastik im beschwerdefreien Zeitraum die Atemmuskulatur und steigert damit die Atemleistung. Die Betroffenen erlernen dabei spezielle Atemtechniken wie die Lippenbremse, bei der nur wenig Luft durch den Mund entweicht. Der dadurch entstehende Druck in der Mundhöhle und auch in der Lunge hindert die Lungenbläschen, in sich zusammenzufallen.

ENTSPANNUNGSTECHNIKEN Mit dem Erlernen von Entspannungstechniken wie Autogenes Training oder ähnlichen Methoden kann der Asthmakranke lernen, belastende Emotionen wie Ärger, Angst oder Stress zu bewältigen. Diese Entspannungstechniken können gut in den Alltag integriert werden und in den regelmäßigen Terminen bei Fachpersonen weiter gefestigt werden.

Auch die tägliche Bewegung hilft bei Asthma. Die Atemwege werden trainiert und Asthmabetroffene werden insgesamt belastungsfähiger. Dabei ist aber die persönliche Belastbarkeit ausschlaggebend. Gerade Menschen mit psychischen Erkrankungen, die sich vielleicht in den vergangenen Monaten nicht viel bewegt und die eher zurückgezogen gelebt haben, brauchen Tipps und Unterstützung von Fachpersonen zur nachhaltigen Verhaltensänderung, um durch die Bewegung nicht zusätzliche unangenehme Muskelkrämpfe oder Schmerzen zu erleben.

Bei manchen Asthmatikern liegt gleichzeitig eine Angststörung vor. Ein Angstbewältigungstraining kann eine Verschlechterung der Symptome durch Auftreten einer zusätzlichen Hyperventilation vermeiden. Bei depressiven Asthmatikern trägt eine psychotherapeutisch orientierte Behandlung zur Verbesserung der Erkrankung bei. So muss jeweils ganz individuell mit entsprechenden Maßnahmen die Komorbidität angegangen werden.

SELBSTHILFEGRUPPEN Der Austausch mit Menschen, die die selbst erlebte Situation aufgrund der gleichen Erkrankung besser nachvollziehen können, bringt für viele Betroffene neben den sozialen Kontakten auch eine höhere Akzeptanz der Erkrankung und Ideen für eine bessere Bewältigung der Probleme. Mittlerweile ist das Angebot für Selbsthilfegruppen für Menschen mit Asthma gut ausgebaut und in den meisten Regionen des deutschsprachigen Raums zu finden.

Wie bei allen chronischen Erkrankungen steht ein erfolgreiches Selbstmanagement der Betroffenen im Zentrum. Dabei können die Behandler mit Informationen einen wichtigen Beitrag leisten und in gemeinsamen Gesprächen mögliche Auslöser identifizieren, die zukünftig gemieden werden sollten. Die Zusammenhänge zwischen chronischen psychischen Beschwerden und Asthma muss den Betroffenen bewusst sein, um auf entsprechende Symptome gezielt reagieren zu können. > Ressourcenorientierung, Seiten 18, 92, 136

Treten asthmatische Symptome bei psychisch erkrankten Personen auf, sollte neben der medizinischen Abklärung auf jeden Fall eine psychosoziale und psychotherapeutische Hilfe angeboten werden, um Panikzustände und Ängste zu bearbeiten.

Endokrinologische und Stoffwechsel-Erkrankungen

Unter endokrinologischen Erkrankungen versteht man Erkrankungen der Funktion oder der Regulation der Hormone bzw. des Hormonsystems. Neben dem Hormonüberschuss und dem Hormonmangel zählen ebenfalls Krankheiten wie Diabetes mellitus, Fettstoffwechselstörungen, Schilddrüsenprobleme, Osteoporose und bösartige Tumore der hormonproduzierenden Drüsen (etwa Schilddrüsenkrebs) zum Fachgebiet der Endokrinologie.

Diabetes mellitus war im Jahre 2000 die achthäufigste Todesursache weltweit, im Jahr 2016 war es schon die siebthäufigste (World Health Organization 2016). Betrachtet man die Todesursachen in den industrialisierten Ländern, insbesondere in den Ländern mit einem hohen Pro-Kopf-Einkommen, ist Diabetes die achthäufigste Ursache. Für Deutschland wurden 4 Prozent der Todesfälle der Diabetes-Erkrankung zugeschrieben, für Österreich 3 Prozent und für die Schweiz 2 Prozent (World Health Organization 2014). Berechnungen gehen davon aus, dass die Anzahl der an Diabetes erkrankten Menschen in Europa von 2015 bis 2040 um 19 Prozent ansteigen wird (Ogurtsova u. a. 2017).

Menschen mit psychischen Erkrankungen sind von dieser Thematik besonders betroffen: Je nach Studie liegen die Prävalenzzahlen für Diabetes von an psychotischen Symptomen leidenden Menschen bei 1,3–50 Prozent (Ward & Druss 2015). An Schizophrenie erkrankte Menschen haben aufgrund der antipsychotischen Medikamente mindestens das doppelte Risiko im Vergleich zur Normalbevölkerung, einen Diabetes mellitus Typ II zu entwickeln, und bei rund 10 Prozent wird ein solcher auch diagnostiziert. Jugendliche und junge Erwachsene, die mit Antipsychotika behandelt werden, haben sogar ein um den Faktor 2,5 höheres Risiko für Diabetes mellitus Typ II, verglichen mit gesunden Vergleichsgruppen. Auch das Risiko, wegen einer Hypo- oder Hyperglykämie ein Krankenhaus aufzusuchen, ist bei Menschen mit Schizophrenie und Diabetes Mellitus erhöht (Becker & Hux 2011).

Bei Personen mit einer bipolaren Störungen ist das Risiko für einen Diabetes mellitus Typ II doppelt so hoch wie in der Durchschnittsbevölkerung (Vancampfort u. a. 2015a). Auch Menschen mit einer Antidepressiva-Behandlung haben ein 1,5 höheres Risiko (Vancampfort u. a. 2015b). Hinzu kommt, dass bei depressiven Menschen mit einem komorbiden Diabetes mellitus das Risiko für Hospitalisationen und Suizide erhöht ist (Kim u. a. 2015). Doch auch umgekehrt ist das Risiko erhöht: So verdoppelt sich das Risiko für Depressionen um das Doppelte bei Menschen mit einem Diabetes mellitus Typ I oder II (Anderson u. a. 2001). Bei Menschen mit Diabetes ist die ohnehin im Vergleich zur Allgemeinbevölkerung verminderte Lebensqualität zusätzlich reduziert, wenn sie neben Diabetes an einer Depression erkrankt sind (Moussavi u. a. 2007). Eine weitere evidente Tatsache ist, dass Diabetes mellitus wiederum als einer der größten Risikofaktoren für kardio-vaskuläre Erkrankungen gilt.

Aber auch zwischen der Funktion der Schilddrüse und verschiedenen psychischen Störungen besteht ein Zusammenhang. Sowohl die Unterfunktion (Hypothyreose) als auch die Überfunktion (Hyperthyreose) der Schilddrüse können Symptome zeigen, die im ersten Moment fälschlicherweise eher einer psychischen Erkrankung zugeordnet werden könnten.

Hypothyreose und Hyperthyreose

Unter einer Hypo- respektive Hyperthyreose versteht man eine Unter- bzw. Überfunktion der Schilddrüse. Es kommt leider immer noch viel zu häufig vor, dass diese Fehlfunktion der Schilddrüse bei psychisch kranken Menschen nicht erkannt wird, da die Symptome auch verschiedenen psychischen Erkrankungen wie einer Depression oder einer bipolaren Störung zugeordnet werden können (DEMARTINI u.a. 2014; DUNTAS & MAILLIS 2013).

BEISPIEL

Die 46-jährige Frau Q. ist wegen starker Depressionen krankgeschrieben. Vor vier Jahren hat sie durch einen Unfall ihren Mann verloren. Seither fehlt ihr jeder Lebensmut. Sie hat keine Kinder, weil ihr Mann keine wollte, aber regelmäßigen telefonischen Kontakt zur Familie ihrer Schwester, die 500 Kilometer entfernt lebt. Seit dem Beginn der Depression lebt sie zunehmend zurückgezogen und ihr Bekanntenkreis hat sich stark verringert. Seit drei Jahren ist sie in ambulanter psychiatrischer Behandlung. Mehrere Klinikaufenthalte waren nötig, da sie in diesen Zeiten suizidgefährdet war. Die psychosoziale Betreuung und Pflege wird durch die ambulante psychiatrische Gemeindekrankenpflege gewährleistet.

Bei einem Besuch fällt der Pflegefachperson auf, dass die Patientin zugenommen hat und trotz warmen 25 Grad in der Wohnung einen dicken Pullover trägt. Darauf angesprochen, erklärt sie, dass sie normal esse, aber ständig friere. Auch fühle sie sich schwach und antriebsloser als sonst. Ein Termin bei ihrem Hausarzt sei geplant, aber laut Praxisassistentin erst in mehreren Wochen möglich. Mit der Erlaubnis der Patientin telefoniert die Pflegefachperson mit dem Hausarzt und berichtet von ihrem Verdacht. Und tatsächlich: Beim folgenden Arztbesuch am nächsten Tag wird eine Schilddrüsenunterfunktion festgestellt. Weitere Abklärungen sollen die Ursache dieser Schilddrüsenunterfunktion ergründen. Dem Hormonmangel wird mit einem Thyroxin-Präparat entgegengewirkt.

Die Aufgabe der Schilddrüse ist die Produktion der Hormone Thyroxin (T 4) und Trijodthyronin (T 3). Diese Hormone haben einen großen Einfluss auf viele Stoffwechselprozesse sowie auf das Wachstum und die Entwicklung. Gesteuert wird die Schilddrüse durch das Hormon TSH (Thyreoidea stimulierendes Hormon), das in der Hirnanhangsdrüse (Hypophyse) gebildet wird. Das TSH regt die Schilddrüsenzellen dazu an, T 3 und T 4 zu produzieren und ins Blut abzugeben. Ist der Bedarf an T 3 und T 4 erfüllt, wird die weitere Produktion von TSH gemindert.

Produziert die Schilddrüse weniger T 4 und T 3 als benötigt, liegt eine Hypothyreose (Schilddrüsenunterfunktion) vor. Wird ein erhöhter Spiegel von T 3 und T 4 im Blut gemessen, spricht man von einer Hyperthyreose (Schilddrüsenüberfunktion). Die Symptome unterscheiden sich wesentlich.

HYPOTHYREOSE Auf eine Hypothyreose deuten hin:

- Schwächegefühl, verminderte Leistungsfähigkeit, Antriebslosigkeit, Konzentrationsprobleme oder Gedächtnisstörungen,
- depressive Grundstimmung,
- Herz-Kreislauf-Probleme wie verlangsamte Herzfrequenz oder niedriger Blutdruck,
- häufiges Frieren und vermehrte Empfindlichkeit gegenüber Kälte,
- Gewichtszunahme,
- Verstopfung durch verminderte Darmtätigkeit,
- erhöhter Cholesterinspiegel im Blut,

- brüchiges, strohiges Haar, brüchige Nägel,
- Zyklusstörungen und Störungen der Libido (sexuelle Lust) und Potenz (sexuelle Leistungsfähigkeit).

HYPERTHYREOSE Eine Hyperthyreose kann vorliegen bei:

- Gewichtsverlust trotz ausreichender Ernährung und gesteigerten Appetits,
- vermehrter Stuhlgang,
- Schlaflosigkeit, Schlafstörungen,
- Stimmungsschwankungen, innere Unruhe,
- Herzklopfen, Herzrhythmusstörungen, Bluthochdruck,
- starke Empfindlichkeit gegenüber Hitze und starkes Schwitzen.

Da die Symptome der Hypo- und Hyperthyreose vielseitig sind, sich bei schleichendem Verlauf nur langsam entwickeln (Hyperthyreose) und auch schon klinisch relevant sein können, ohne dass manifeste Symptome vorliegen, können diese Krankheiten übersehen oder bereits bestehenden Krankheiten wie einer Depression zugeordnet werden. So ist die Abgrenzung der Hypothyreose zur Erschöpfungsdepression nicht einfach, wenn über langjährigen Stress oder vermehrte Arbeitsbelastung seitens des Patienten berichtet wird.

Bei beiden Fehlfunktionen der Schilddrüse ist eine gründliche Anamnese sowie eine Medikamentenübersicht (präzise Dosierung bei Schilddrüsenhormon-Substitution und Lithium etc.) vorzunehmen. Bei der Hypothyreose sind die TSH-Bestimmung und allenfalls die Bestimmung von T 3 und T 4 ein Muss.

DIAGNOSTIK Bei der Hyperthyreose ist es unabdingbar, die zugrundeliegende Krankheit zu diagnostizieren. Eine Ultraschall-Untersuchung ist geeignet, um Größe und Struktur der Schilddrüse zu erkennen. Eine Schilddrüsen-Szintigrafie lässt erkennen, ob Gebiete der Schilddrüse eine gesteigerte Hormonproduktion (»heiße Knoten«), eine normale, niedrige oder fehlende Produktion (»kalte Knoten«) aufweisen. Die Hyperthyreose betrifft in ihren Auswirkungen den ganzen Menschen. Der Organismus läuft meist auf Hochtouren. Deswegen sind körperliche Schonung (eventuell ist sogar Bettruhe anzuregen), Sonneneinwirkung, Stress und Hektik sowie viel Bewegung zu vermeiden. Ebenfalls unterlassen werden sollten kreislaufanregende Nahrungs- und Genussmittel. In solchen Situationen bevorzugen Patienten eine kühle Raumtemperatur und einen Ort des Rückzugs.

Die medikamentöse Einstellung oder Neueinbestellung bei der Hypothyreose ist eine Belastung für das Herz-Kreislaufsystem. Dementsprechend ist die Kontrolle des Blutdrucks und Pulses wichtig, um die Herztätigkeit regelmäßig zu überwachen und Rhythmusstörungen frühzeitig erkennen zu können. Da Patienten häufig müde und antriebslos sind, sollten ausreichend Ruhephasen eingeplant werden.

Durch den verlangsamten Stoffwechsel können Vitamine und Mineralien vermindert aufgenommen werden. Die Unterstützung für eine vitaminreiche Kost ist unabdingbar. Leiden Patienten zudem unter Verstopfung, ist es hilfreich, eine Obstipationsprophylaxe durchzuführen. Dies kann geschehen durch ausreichende Flüssigkeitszufuhr (mindestens 1,5 Liter pro Tag), ballaststoffreiche Nahrung und körperliche Aktivität.

Weiter muss der Zustand der Haut beobachtet werden. Ist sie rau, trocken und juckt häufig, sollte sie regelmäßig mit geeigneten Produkten (zum Beispiel mit Wasser-in-Öl-Emulsionen) gewaschen, gepflegt und eingecremt werden. Auch die Haare sind häufig trocken und schwer zu kämmen und müssen mit Pflegeshampoos behandelt werden.

Mit dem Patienten ist zu klären, wie die regelmäßige Substitution, das heißt die ständige Einnahme von Levothyroxin (etwa Eltroxin®), gewährleistet werden kann und welche Hilfestellungen er hierfür benötigt (mehr Informationen, Übernahme von Tätigkeiten wie Bestellen und Richten der Medikamente etc.). Der Adhärenz bezüglich der Bestellung und des Richtens und der eigenständigen Medikamenteneinnahme sollte ein großes Gewicht zugemessen werden. Da die Medikamente mindestens eine halbe Stunde vor dem Frühstück genommen werden müssen und weil die gleichzeitige Einnahme anderer Medikamente oder auch Nahrungsmittel die Aufnahme in den Organismus reduzieren kann, ist diese Thematik in regelmäßigen Abständen mit dem Patienten zu besprechen. Gegebenenfalls können auch technische Hilfsmittel wie SMS zur Erinnerung eingesetzt werden.

Auch bei der Hypothyreose ist eine Aufklärung des Patienten zur Erkrankung wesentlich für den Erfolg der Behandlung. Nur wenn dem Betroffenen bewusst ist, dass er lebenslang das wichtige Hormon durch Medikamente ersetzen muss, kann die Substitution gelingen.

Diabetes mellitus

Diabetes mellitus (DM oder auch »Zuckerkrankheit«) ist ein übergreifender Begriff für Störungen des Glukosestoffwechsels. Ursachen sind entweder eine gestörte Insulinsekretion oder eine gestörte Insulinwirkung. Die häufigsten Störungsbilder werden unterteilt in Diabetes mellitus Typ I (DM I) und Typ II (DM II). Aber auch andere spezifische Diabetesformen wie der Gestationsdiabetes (Schwangerschaftsdiabetes) gehören zu diesen Störungen.

Der Diabetes mellitus I und II unterscheiden sich in ihrem Vorkommen und ihren Kriterien wie folgt:

- DM I manifestiert sich meist bei Kindern und jungen Erwachsenen, DM II meist im höheren Erwachsenenalter.
- Während sich der DM I akut bis subakut zeigt, ist der Beginn bei DM II meist schleichend.

- Menschen mit DM I sind meist normgewichtig, Menschen mit DM II meist übergewichtig.
- Bei der Erstmanifestation des DM I zeigt sich meistens eine Polyurie (häufiges Wasserlassen), eine Polydipsie (ständiges Trinken), ein Gewichtsverlust und Müdigkeit. Bei Menschen mit DM II werden häufig keine Beschwerden berichtet.
- Das Hauptkriterium bei DM I liegt beim Insulinmangel, während sich bei DM II eine Insulinresistenz zeigt.
- Während bei DM I keine familiäre Häufung zu beobachten ist, kann DM II fast schon als Familienerkrankung betrachtet werden. Hat ein Elternteil DM II, so hat das Kind ein vierzigprozentiges Risiko, im Laufe seines Erwachsenenalters zumindest eine pathologische Glukosetoleranz oder einen DM II zu bekommen.
- Es werden auch Lebensstile »vererbt«, die als Risiko- oder beeinflussende Faktoren für die Entwicklung eines DM II gelten: Fehlernährung, Bewegungsmangel etc.
- Der größte Risikofaktor für DM II liegt in unserer westlichen Lebenswelt und ihren Elementen Bewegungsmangel und Überernährung, sodass die Insulinproduktion der β-Zellen der Bauchspeicheldrüse ständig an ihrem Limit arbeiten muss und sich schlussendlich erschöpft.

Die Verläufe der DM I und II können sich wesentlich unterscheiden. Während bei DM I ein erster Manifestationsgipfel etwa um das 14. Lebensjahr erscheinen kann, gilt DM II immer noch als eine Erkrankung des mittleren und höheren Erwachsenenalters, auch wenn zunehmend mehr Fälle im Kindheits- und Jugendalter auftreten. Aber auch im älteren Erwachsenenalter kann ein DM I entwickelt werden. DM I ist als Folge eines chronischen Autoimmunprozesses zu betrachten. Infektionen können daher sowohl Gründe für eine Entgleisung der Insulinproduktion als auch Hinweise für einen DM I sein.

Bei DM II durchläuft der Mensch einige Phasen, die zeitlich, oftmals unbemerkt, schon vor der Diagnostizierung des DM zu verorten sind. Zuerst erfolgt eine gestörte Glukosetoleranz (gestörte Zuckerverwertung), auf die eine ständige postprandiale Hyperglykämie (stark überhöhter Blutzuckerspiegel nach dem Essen) folgt. Erst nach Jahren wird dann der DM II diagnostiziert. Dies geschieht meist aufgrund der ersten Komplikationen und Folgeerkrankungen. Man geht davon aus, dass die Insulinpflichtigkeit beim unbehandelten DM II nach 10 bis 15 Jahren und nach der Entwicklung einer gestörten Glukosetoleranz eintritt, dass also der Betroffene ab jetzt Insulin spritzen muss. Jedoch bestehen verschiedene Möglichkeiten, die fortschreitende Entwicklung des DM II zu verzögern.

Eine gute Einstellung des Blutzuckers ist essenziell, um das Risiko für diabetische Folgeerkrankungen zu vermindern. Es besteht ein direkter Zusammenhang zwischen schlechten Blutzuckerwerten und dem Auftreten von gefäßbedingten Folgeschäden (Schmeisl 2011). Diese betreffen sowohl die großen (Makroangiopathie) als auch die kleinen Blutgefäße (Mikroangiopathie). Geschädigt werden vor allem die Herzkranzgefäße sowie Gefäße am Gehirn, an den Nieren und in den Beinen (Hien u. a. 2013).

Bei den Folgeerkrankungen von DM II ist zu beachten, dass teilweise erst durch das Erscheinen verschiedener Symptome der Folgeerkrankungen der DM II diagnostiziert wird.

Zu den allgemeinen Folgeerkrankungen des DM sind die Arteriosklerose mit stenosierenden (gefäßverengenden) Erkrankungen (koronare Herzerkrankung, KHK), periphere arterielle Verschlusskrankheit (pAVK) und die zerebrale Verschlusskrankheit (zAVK) zu zählen. Aber auch diabetesbedingte Retino- (Erkrankung der Netzhaut des Auges), Nephro- (Schädigung der kleinen Blutgefäße der Nieren) und Neuropathien (Schädigung der peripheren Nerven) müssen zu den Folgeerkrankungen gezählt werden. Weitere, mehr oder weniger bekannte Folgeerkrankungen sind das diabetische Fußsyndrom (schlecht heilende Wunden am Fuß), arterielle Hypertonie, kardiale Folgeerkrankungen wie Herzinfarkt, chronische Niereninsuffizienz, Sehstörungen etc. (Hien u.a. 2013). Auftretende akute Komplikationen von Diabetes mellitus Typ I und II können unter anderem die Hypoglykämie (beide Typen), die diabetische Ketoazidose (Typ I) und das hyperosmolare Koma (Typ II) sein.

RISIKOFAKTOREN Da Diabetes mellitus gehäuft bei Menschen mit psychischen Erkrankungen vorkommt, ist die Entdeckung von Personen mit einem Risiko oder einer unentdeckten DM-Erkrankung der erste Schritt zur Behandlung. So empfiehlt die Public Health Guideline ein Risiko-Assessment bezüglich DM II für Personen, die sich eines allfälligen Risikos nicht bewusst sein könnten. Hierzu gehören ihrer Meinung nach auch Personen mit einer psychischen Erkrankung (National Institute for Health and Care Excellence 2012). Auch die klinische Richtlinie vom National Institute for Health and Care Excellence (2014) empfiehlt bei Menschen mit einer Erkrankung aus dem schizophrenen Formenkreis ein alljährliches Monitoring von kardiovaskulären und metabolischen Risikofaktoren. Um Risikofaktoren entdecken zu können, sollte man daher auch die Risikofaktoren für DM II kennen. Hierfür wird oft das metabolische Syndrom verwendet. Auch wenn es keine allgemeingültige Definition gibt, sind jedoch wesentliche Kriterien identisch. Die Definition des metabolischen Syndroms der International Diabetes Federation (2006) sieht vor, dass ein metabolisches Syndrom angenommen werden sollte, wenn der Bauchumfang bei Männern mehr als 94 cm, bei Frauen mehr als 80 cm beträgt. Liegt ein BMI von über 30 vor, kann dieser ebenfalls als Anzeichen gewertet werden.

Darüber hinaus müssen mindestens zwei weitere der folgenden Parameter vorliegen (International Diabetes Federation 2006):

- erhöhte Triglyceridwerte von über 150 mg/dl (1,7 mmol/l) oder eine bereits eingeleitete Behandlung zur Senkung der Triglyceridwerte,
- ein zu niedriges HDL-Cholesterin – bei Männern unter 40 mg/dl (1.03mmol/l), bei Frauen unter 50 mg/dl (1.29mmol/l) – oder eine bereits eingeleitete Behandlung zur Anhebung des HDL-Cholesterins,
- ein Bluthochdruck von systolisch über 130 mmHg und diastolisch über 85mmHg, bzw. eine bereits eingeleitete Behandlung,
- ein erhöhter Nüchternblutzucker von mehr als 100mg/dl (5.6 mmol/l) oder ein bereits diagnostizierter DM II.

Ausgehend von der bereits diagnostizierten Krankheit hat die Behandlung und Versorgung von Menschen mit DM verschiedene Schwerpunkte. Die Kontrolle des Blutzuckers stellt eine zentrale Aufgabe im Zusammenhang mit Diabetes dar, denn eine gute Glukosekontrolle vermindert nachweislich das Risiko für Folgeerkrankungen. Bei DM I besteht diese Kontrolle des Blutzuckers im Wesentlichen aus der Pharmakotherapie, der Vermeidung von akuten und chronischen Komplikationen sowie Lebensstiländerungen in den Bereichen angepasster Ernährung und Bewegung. Diese dringenden Empfehlungen gelten auch bei DM II. Bei dieser Krankheit können präventive Maßnahmen eine ungleich größere Rolle spielen als bei DM I.

Die Problematik verschärft sich, wenn eine psychische Erkrankung vorliegt. Menschen mit psychischen Erkrankungen sind zum Teil schon von ihrer Grunderkrankung so absorbiert, dass Elan und Energie fehlen, um eine weitere chronische Krankheit angemessen in ihr Leben zu integrieren und damit umgehen zu können. Es ist leicht, sich vorzustellen, dass Menschen mit einer psychischen Grunderkrankung anfangs nicht gewillt sind, sich mit einer somatischen Zweiterkrankung auseinanderzusetzen, da sie sich schon von den psychischen Beeinträchtigungen stark beeinflusst fühlen.

Die Bedeutung des Phänomens des diabetischen Disstresses wurde erst in den letzten Jahren erforscht. So entwickelten William Polonsky und Kollegen (2005) forschungsbasiert die Diabetes Disstress Scale (DDS). Die von den Betroffenen zu bewertenden 17 Aussagen zu Problemfeldern zeigen die enorme Bandbreite der Herausforderungen, die die Krankheit den Betroffenen auferlegt. So schätzen die Personen die wahrgenommene Unterstützung von Freunden und/oder Familie, allfällige Probleme mit den Ärzten, ihre emotionale Belastung zu verschiedenen Problemfeldern und ihre Selbstwirksamkeit bezüglich der Einhaltung ihres Diabetesmanagement ein.

Stellt man in Rechnung, dass viele dieser Herausforderungen auch schon von ihrer psychischen Grunderkrankungen gestellt werden, kann man das Ausmaß und die Intensität der zu leistenden Arbeit der Betroffenen erahnen. So fanden Natalie Nanayakara und Kollegen (2018) heraus, dass Menschen mit Depressionen ein höheres Risiko für hohe DDS-Werte haben. Hohe Werte bedeuten, dass der diabetische Disstress hoch ist und daher angegangen werden muss. Auch wurde erst in den letzten Jahren deutlich, dass es für Menschen mit psychischen Erkrankungen adaptierte Richtlinien und Guidelines braucht, um bessere Behandlungs- und Versorgungsangebote zu ermöglichen.

BERATUNG Um das Selbstmanagement der Patientinnen und Patienten zu fördern und ihnen letztendlich die Verantwortung für ein gutes Diabetesmanagement zu übergeben, ist eine adressatengerechte Patientenedukation anzubieten und durchzuführen. Die Problematik liegt in der Akzeptanz der Krankheit und dem zielführenden Umgang mit dieser im Alltag. Es benötigt hierfür Verhaltensänderungen, von denen bekannt ist, dass sie nicht von heute auf morgen erfolgen können. Daher sind Unterstützung und Hilfemaßnahmen wiederkehrend anzubieten. Wertvoll ist die Zuhilfenahme von Richtlinien und Guidelines, die den aktuellen evidenzbasierten Wissensstand abbilden. Als Beispiele können die Richtlinien des National Institute for Health and Care Excellence (2015a, 2015b) und andere Richtlinien wie von Bernhard Böhm und Kollegen (2011) oder von Bernhard Kulzer und Kollegen (2013) dienen.

Beispielhaft soll hier die S2-Leitlinie »Psychosoziales und Diabetes« genannt werden, die die verschiedenen psychischen Krankheiten mit Diabetes mellitus verknüpft und krankheitsspezifische (Abhängigkeitserkrankungen wie Alkohol und Nikotin, Schizophrenie und Depression) Empfehlungen erarbeitet hat (Kulzer u. a. 2013).

Bei der Diabetesschulung mit dem Ziel der Förderung des Selbstmanagements ist darauf zu achten, dass diese unter anderem den motivationalen und psychischen Voraussetzungen der Patienten angepasst erfolgt. Die Diabetesschulung sollte folgende Ziele haben (ebd.):

- Information und Aufklärung über die Krankheit, mögliche Begleiterkrankungen und Komplikationen,
- Patienten ermöglichen, die Krankheit zu akzeptieren,
- Förderung der Motivation, sich mit der Krankheit auseinanderzusetzen,
- Unterstützung beim eigenverantwortlichen Umgang mit der Krankheit,
- Förderung der therapieunterstützenden Maßnahmen, zum Beispiel Ernährung und Bewegung,
- Hilfe bei der Formulierung von Zielen,
- Vermittlung von Wissen und Kompetenzen zur Umsetzung geeigneter Maßnahmen,
- Vermeidung von Akut- und Folgekomplikationen – hierbei ist es eminent wichtig, die Menschen zu schulen, beginnende Symptome

akuter Komplikationen frühzeitig wahrzunehmen und entsprechend zu handeln,

- Förderung von Bewältigungsstrategien zum Erhalt der Lebensqualität,
- Überprüfung des Wissens und der Kompetenzen für den adäquaten Umgang mit der Krankheit,
- Förderung der Bereitschaft zur Inanspruchnahme sozialer Unterstützung wie zum Beispiel Selbsthilfegruppen,
- praxisrelevante Hilfe bei Problemen der Diabetestherapie,
- Vermeidung negativer sozialer Kompetenzen und der Stigmatisierung und Diskriminierung.

Die akute Komplikation Hypoglykämie ist mit den Betroffenen immer wieder zu besprechen. Das Ziel sollte sein, dass die Personen die körperlichen Symptome der Hypoglykämie frühzeitig erkennen und ihnen selbstständig begegnen können.

Bei der Konzeption von Schulungen ist zu beachten, dass das Alter, das Ausmaß der Stoffwechselkompensation, die Möglichkeiten und Fähigkeiten zur Selbsttherapie der betroffenen Menschen und schon bereits vorhandene Folge- bzw. Begleiterkrankungen zu berücksichtigen sind. Es empfiehlt sich daher, sich bereits bestehende Schulungsprogramme näher anzusehen und sie allenfalls für Menschen mit einer psychischen Erkrankung zu adaptieren. Eine Liste der von der Deutschen Diabetes Gesellschaft (DDG) zertifizierten Schulungs- und Behandlungsprogramme kann unter der folgenden Webseite heruntergeladen werden: www.deutsche-diabetes-gesellschaft.de/zertifizierung/schulungsprogramme.html.

Weitere Empfehlungen bestehen im Angebot einer Schulung zur Steigerung der körperlichen Aktivität und zum Rauchstopp (Kulzer u. a. 2013). Bei den Schulungen sollte man nicht vergessen, dass diese nicht als isolierte Intervention betrachtet werden sollten. Ein wichtiges, wenn nicht das wichtigste Element stellt die langfristige Begleitung dar.

So hat sich gemäß diversen Studien ergeben, dass sich patientenzentrierte Selbstmanagementschulungen über sechs Monate, durchgeführt als Gruppen- und als Einzelschulung, als wirksam erwiesen haben. Insbesondere die Kombination von Gruppen- und Einzelangeboten hat in der systematischen Review zu vielversprechenden Resultaten geführt und sollte ebenfalls als wirksame Intervention zur Förderung des Selbstmanagements in Betracht gezogen werden (Chrvala u.a. 2016).

Weiterhin ist es wichtig, den individuellen Beratungsprozess so zu steuern, dass die Probleme der Betroffenen adressiert werden. Ein wertvolles Instrument kann die validierte und in verschiedenen Sprachen vorliegende Diabetes Disstress Skala sein, die kostenlos heruntergeladen werden kann: www.behavioraldiabetes.org/scales-and-measures/. Bei der Benutzung dieser Skala kann leicht eruiert werden, welche Probleme aus Sicht des Betroffenen prioritär zu bearbeiten sind.

Vergessen Sie bei Ihrer Arbeit nicht, dass auch Familienangehörige oder Partner betroffen sein können und Ihre Aufmerksamkeit verdienen.

Um zu evaluieren, welchen Herausforderungen sich Eltern oder Partner mit einem Angehörigen mit Diabetes mellitus Typ I stellen müssen, empfehlen sich spezifische Skalen, die leider nur in Englisch unter www.behavioraldiabetes.org/scales-and-measures/ ersichtlich sind.

Prävention bei DM II

Bei der Prävention bieten sich verschiedene Zeitpunkte für die Ergreifung von Maßnahmen bei Menschen mit psychischen Erkrankungen an.

So kann im Umfeld von Personen mit einem deutlichen Übergewicht das Ziel sein, diese über zukünftige Risiken endokrinologischer und kardiovaskulärer Komplikationen aufzuklären und mit ihnen zu erarbeiten, wie sie ihr Risiko vermindern können. Dies kann als Primärprophylaxe des DM II betrachtet werden und von verschiedenen Berufsgruppen in ihre Arbeit integriert werden. Dabei können verschiedene Empfehlungen gegeben werden: Einschränkung des Rauchens, Ernährung mit viel Obst und Gemüse, Fleischverzicht, Reduktion des TV-Konsums, körperliche Bewegung. Lebensstilveränderungen wie Treppennutzung statt Lift, Zu-Fuß-Gehen statt Busnutzung und vieles mehr können eingeübt werden und verhelfen den Menschen schnell zu einem Erfolgserlebnis, was wiederum die Motivation stärkt, um weiterführende Ziele anzugehen.

Eine andere präventive Maßnahme bei Menschen mit Übergewicht oder Adipositas besteht in der Durchführung der Nüchternglukosebestimmung und eines Zuckerbelastungstests (OGTT). Hierbei kann ein allfälliger DM II festgestellt werden. Diese Tests geben jedoch auch Hinweise auf seine Vorformen wie die gestörte Glukosetoleranz. Als weiterer effektiver Laborparameter hat sich in der Vergangenheit das HbA1c erwiesen, da es Rückschlüsse auf die Blutzuckerkonzentration über einen längeren Zeitraum zulässt. Zusammen mit der Patienten- und der Familienanamnese können alle Menschen mit einem Risiko erfasst und einer präventiven und/oder kurativen Behandlung unterzogen werden.

INFORMATION Gemäß Peter Hien und Kollegen (2013) kann bei Menschen mit einer gestörten Glukosetoleranz das Auftreten eines DM II um circa 60 Prozent reduziert werden, wenn eine Ernährungsumstellung auf eine gesunde Mischkost bei gleichzeitiger regelmäßiger körperlicher Bewegung (fünf Tage pro Woche dreißig Minuten lang strammes Gehen) erfolgt. Dies stellt jedoch die Menschen und ihr Umfeld oft vor große Herausforderungen, da dieser neue Lebensstil eingeübt und möglichst konsequent durchgeführt werden muss. Auch hier bieten sich für viele verschiedene Berufe Möglichkeiten, die Betroffenen zu informieren, zu beraten und zu begleiten. Das Wissen um Hilfestellungen wie Selbsthilfegruppen, Sportprogramme, Ernährungsberatungsstellen etc. ist hierfür unerlässlich. Die Bemühungen um eine solche Lebensstiländerung sind jedoch nicht vergeblich. So werden Lebensstiländerungen von Menschen mit einer psychischen Erkrankung mit dem Ziel Gewicht zu verlieren, positiv erlebt und entsprechend fortgesetzt (Jakobsen u. a. 2017; Naslund u. a. 2016).

Aber auch bei Menschen, bei denen schon ein DM II diagnostiziert wurde, helfen präventive Maßnahmen. Ziele dieser Maßnahmen können die verbesserte Stoffwechselführung, die Vermeidung von akuten Ereignissen oder späterer Folgeschädigungen sein. So verändert sich der HbA1c-Spiegel bei vier- bis fünfmaliger körperlicher Aktivität pro Woche um rund 0,7 Prozent. Dies entspricht der Absenkung, wie sie bei den meisten oralen Antidiabetika erfolgt (Hien u. a. 2013). Ein weiteres Ziel kann darin liegen, die Insulinpflichtigkeit mittels Ernährungsumstellung und gesteigerter körperlicher Aktivität bei gleichzeitiger Einnahme oraler Antidiabetika wie Metformin so weit wie möglich zu verzögern.

Die Prävention akuter Ereignisse oder Folgeerkrankungen sollte immer und stets als Erstes im Fokus der begleitenden Professionen stehen. Es ist bekannt und sollte auch nicht vergessen werden, dass DM einen Risikofaktor für kardiovaskuläre Erkrankungen darstellt. Daher ist bei allen Präventionsbemühungen immer auf eine langfristige Planung und Durchführung zu achten.

Den psychiatrischen Pflegepersonen – nicht nur in ambulanten Institutionen – kann bei diesen Bemühungen ein großer Stellenwert beigemessen werden. Sie sehen ihre Patientinnen und Patienten regelmäßig und können dadurch langfristige Interventionen planen. Hierfür ist es wichtig, interdisziplinär und interprofessionell zusammen mit den Betroffenen Ziele festzulegen, Interventionen zu planen und die Ergebnisse zu evaluieren. Dabei darf der Einbezug der Familie nicht aus den Augen verloren werden, da zum Beispiel bei Ernährungsumstellungen immer auch Familienmitglieder betroffen sind. Eine fortlaufende Motivierung der Menschen, sich dieser großen Herausforderung zu stellen, ist ebenfalls vonnöten, da es immer Phasen geben wird, in denen das Problem zu groß erscheint, um es bewältigen zu können. Rückschläge sollten grundsätzlich nicht negativ bewertet und stattdessen als Lernmöglichkeit angesehen werden.

Auch wenn der Patient grundsätzlich immer die Entscheidung treffen sollte, was mit ihm passiert, ist die Pflegefachperson nicht aus der Pflicht entlassen, Handlungen für eine gewisse Zeit zu übernehmen, wenn der Patient nicht in der Lage ist, sie auszuführen (akute Krankheitsphase). Die Verantwortung für diese Handlungen sollten aber dem Patienten so schnell wie möglich zurückgegeben werden. So könnte zum Beispiel im Vorfeld mit der betroffenen Person abgesprochen werden, dass die Pflegefachperson die Blutzuckermessungen und das Insulinspritzen während einer akuten psychotischen Episode übernimmt.

Besprechen Sie mit den Betroffenen im Vorfeld, welche Arbeiten und Handlungen im Notfall von welchen Personen übernommen werden sollten. Die gemeinsame Festlegung ermöglicht es dem Betroffenen, seine Wünsche zu äußern und sich proaktiv an seiner Behandlung zu beteiligen.

Hypoglykämie

Die Hypoglykämie ist eine Absenkung der Blutzuckerkonzentration unter den physiologischen Normwert von 60 mg/dl oder

3,3 mmol/l. Symptome sind Schwitzen, Zittern, Heißhunger oder Sehstörungen. Eine schwere Hypoglykämie kann bis zur Verwirrtheit, zu irrationalem Verhalten, Krampfanfällen und Bewusstlosigkeit führen. Die Symptome können individuell sehr unterschiedlich und auch verschieden stark ausgeprägt sein. Auch Stuhl- und Harndrang, Speichelfluss, Kopfschmerzen oder Halluzinationen können Symptome sein, die auf eine Hypoglykämie hinweisen.

Bei Diabetikern, die keine oder eine schlecht eingestellte medikamentöse Therapie erhalten und somit daran gewöhnt sind, stark erhöhte Blutzuckerwerte zu haben, können auch schon Werte, die leicht über dem Normbereich liegen, zu Unterzuckerungsproblemen führen. Die typischen Symptome Schwitzen, Zittern und Heißhunger können folglich missinterpretiert werden.

NOTFALL Bei diabetischen Patienten sind die Messung des Blutzuckerspiegels und die Beseitigung der Symptome durch Glukosezufuhr vonnöten. Zuerst werden schnell wirkende Kohlenhydrate gegeben (ein Glas Limonade, Cola, Fruchtsaft oder 10–20 Gramm Traubenzucker). Anschließend werden langsamer wirkende Kohlenhydrate (eine Scheibe Brot oder ein, zwei Tassen Milch) verabreicht, um eine erneute Unterzuckerung zu verhindern.

Die Ursache der Hypoglykämie sollte genau eruiert werden, um weiteren Hypoglykämien durch eine Veränderung des Behandlungsplanes vorzubeugen. Ursachen könnten zum Beispiel eine unzureichende Nahrungsaufnahme, eine gesteigerte körperliche Aktivität, eine Medikamentenüberdosierung, ein ungenügender Spritz-Ess-Abstand und Ähnliches sein. Viele dieser genannten Ursachen sind bei Menschen mit psychischen Erkrankungen häufig anzutreffen. Es gilt also, Themen wie Ernährung, Bewegung, Tagesstruktur und Rauchen differenziert anzusprechen und eventuelle Verhaltensveränderungen gemäß der nationalen Versorgungsleitlinie »Therapie des Typ-1-Diabetes« (Ärztliches Zentrum für Qualität in der Medizin 2014), respektive der S2-Leitlinie »Psychosoziales und Diabetes« (KULZER u. a. 2013) abzuleiten. Sollte kein DM bekannt sein, gilt es, die Ursachen ärztlich abzuklären.

Die Schwierigkeit, potenzielle weitere hypoglykämische Entgleisungen zu verhindern, liegt oftmals im Glauben der psychisch kranken Menschen, dass sie nicht fähig seien, die Krankheit und ihre möglichen Komplikationen beeinflussen zu können. Dies liegt an ihrer psychischen Grunderkrankung und den möglichen Symptomen wie Antriebslosigkeit bei Depressionen oder psychotischen Episoden bei an Schizophrenie Erkrankten. Daher liegt auch hier die Hauptaufgabe darin, dass das Selbstmanagement dieser Menschen zu fördern ist. Ein Hauptaugenmerk sollte in der Unterstützung bei der Erkennung und Vermeidung von Blutzuckerschwankungen liegen. Patienten sind diesbezüglich zu schulen und ihnen Methoden und Hilfeangebote (Selbsthilfegruppen, Führen eines Tagebuchs etc.) zu vermitteln.

Reagieren Sie auf Misserfolge nicht problem-, sondern zielorientiert. Die hypoglykämische Entgleisung sollte als Herausforderung, nicht ausschließlich als Problem gesehen werden. Suchen Sie aktiv mit den Betroffenen nach persönlichen Ressourcen, die solche Entgleisungen seltener werden lassen.

Diabetische Ketoazidose

Die diabetische Ketoazidose ist auf einen absoluten Insulinmangel und eine abfallende Insulineigensekretion zurückzuführen und als Erstmanifestation des DM I oder bei mangelnder Substitution (wie Versagen der Insulinzufuhr bei Insulinpumpentherapie) zu beobachten. Bei einem relativen Insulinmangel muss die Ursache hierfür gefunden werden (Infektionen, endokrine Veränderungen wie Hyperthyresose etc.).

BEISPIEL

Der 27-jährige Herr R. erhielt vor sechs Jahren eine Schizophrenie-Diagnose und wird seither mit Antipsychotika behandelt. Das Studium der Archäologie musste er aufgrund seiner Erkrankung nach fünf Semestern abbrechen. Seit vier Jahren wohnt er wieder bei seinen Eltern und arbeitet seit zwei Jahren stundenweise (etwa 20 Prozent) als Aushilfe an einem Institut für Psychologie in seiner ehemaligen Alma Mater. Er ist überzeugt davon, dass er in ein paar Jahren soweit stabilisiert sein wird, dass er sein Studium wieder aufnehmen kann. Er ist in ambulanter psychiatrischer Therapie und bekommt montag- und freitagvormittags psychosoziale Unterstützung in Fragen der Lebensführung und in den Alltagsaktivitäten durch die psychiatrische Gemeindekrankenpflegerin.

Die Bezugspflegerin erhält am Donnerstagmittag einen besorgten Anruf der Eltern, die berichten, dass ihrem Sohn seit einem Tag übel sei, er erbrechen müsse und über Bauchschmerzen klage. Ein Termin mit dem Hausarzt sei für nächsten Montag organisiert. Sie hätten aber das Gefühl, dass sich sein Zustand verschlechtere und fragen nach, ob sie kurz vorbeikommen könne.

Bei ihrem Besuch findet die Pflegefachperson den Patienten äußerst apathisch und schläfrig auf dem Sofa liegend vor. Sie misst den Blutdruck, der sehr tief ist. Da der Patient leicht nach Nagellackentferner riecht, wird der Blutzuckerspiegel gemessen, der einen Wert von 324 mg/dl (18 mmol/l) ergibt, was sehr hoch ist. Nach kurzer telefonischer Rücksprache wird der Patient mittels Krankentransports in die Klinik eingewiesen, wo eine diabetische Ketoazidose (Stoffwechselstörung durch Insulinmangel) aufgrund eines neu aufgetretenen Diabetes mellitus Typ I diagnostiziert wird.

Eine diabetische Ketoazidose kann als Folge einer unbehandelten Hyperglykämie bei Menschen mit DM I entstehen. Sie entwickelt sich in der Regel meist innerhalb von 24 bis 36 Stunden.

Bei Menschen mit DM II ist eine diabetische Ketoazidose äußerst selten.

Die Symptome sind Appetitlosigkeit, Übelkeit, Erbrechen und niedriger Blutdruck. Bauchschmerzen, muskuläre Schwäche, Exsikkose (Austrocknung des Körpers bei starkem Flüssigkeitsverlust), Schläfrigkeit. Wird bei einem Menschen eine Hyperventilation (extrem gesteigerte Atmung) mit einem fruchtigen Atemgeruch, insbesondere einem Azetongeruch (Nagellackentferner) festgestellt, so liegen bereits spezifische Symptome einer diabetischen Ketoazidose vor. Bei 20 Prozent der vorkommenden Fälle kann auch eine Bewusstlosigkeit auftreten.

Oftmals sind ältere Menschen von einer Ketoazidose betroffen, die sozial isoliert leben, über kein funktionierendes Beziehungsnetz verfügen, sich zu wenig bewegen und sich falsch ernähren. Eine schwere diabetische Ketoazidose bedarf zumindest am Anfang einer intensivmedizinischen Überwachung und Pflege. Das Nichterkennen eines vorausgehenden Diabetes bei Menschen mit psychischen Erkrankungen erhöht das Risiko einer Ketoazidose.

Die (pflegerische) Hauptmaßnahme besteht bei den psychisch erkrankten Menschen in der Prävention einer diabetischen Ketoazidose. Es geht also darum, entweder einen unerkannten Diabetes zu diagnostizieren oder bei bekanntem Diabetes die Betroffenen über die bestehenden Risiken einer Ketoazidose aufzuklären. Bei Feststellung einer diabetischen Ketoazidose im ambulanten Setting ist nach Vorgabe des Haus- bzw. des Notarztes vorzugehen.

Wenn Sie Personen antreffen, die nach Nagellackentferner riechen, kann es sinnvoll sein, den Blutzuckerspiegel zu messen oder messen

zu lassen. Ist die Person ohne Bewusstsein, muss die Situation als Notfall betrachtet werden.

Hyperosmolares Koma

Das hyperosmolare Koma, oft auch als »hyperosmolares Dehydrationssyndrom« bezeichnet, findet sich typischerweise bei DM-II-Patienten älteren Jahrgangs. Es entwickelt sich schleichend, oftmals über einige Tage. Das hyperosmolare Koma kann als Folge einer unbehandelten Hyperglykämie bei Menschen mit DM II entstehen.

Symptomatisch fallen auf: Polyurie (erhöhte Urinausscheidung) und Polydipsie (gesteigerter Durst) und in Folge eine massive Exsikkose (Austrocknung des Körpers bei starkem Flüssigkeitsverlust), Gewichtsverlust, Müdigkeit und Hypotonie, ebenso Schwindel, Schwäche, Sehstörungen, Tachykardie, Konzentrationsschwäche. Ein Bewusstseinsverlust tritt ebenfalls häufig auf. Der Blutzuckerspiegel liegt bei 600 – 1000 mg / dl (33 – 56 mmol / l), selten über 1000 mg / dl. Die Symptome Polyurie, Polydipsie und Gewichtsverlust sowie Müdigkeit können auch als Symptome einer Erstmanifestation des Diabetes mellitus I angesehen werden.

Menschen mit psychischen Erkrankungen nehmen unspezifische Anzeichen wie Gewichtsverlust und Müdigkeit oder auch häufigeres Wasserlassen oft erst spät wahr. Ein rechtzeitiges Erkennen und Behandeln der Grunderkrankung – also des DM – erfolgt daher nicht.

Das hyperosmolare Koma stellt eine Notfallsituation dar. Bei Feststellung eines solchen Komas im ambulanten Setting ist nach Vorgabe des Notfall- oder des Hausarztes vorzugehen und es bedarf zumindest am Anfang einer intensivmedizinischen Überwachung und Pflege.

Der Vorteil von Menschen, die aufgrund ihrer psychischen Erkrankung regelmäßig Termine in Institutionen wahrnehmen, ist der, dass man neben dem psychischen Befinden auch das körperliche Befinden thematisieren kann und dies auch tun sollte!

Es empfiehlt sich, zur Vermeidung des hyperosmolaren Komas als Notfallsituation parallel zur Behandlung der psychischen Erkrankung die Wahrnehmung des eigenen Körpers zu thematisieren und zu schulen und auf mögliche Risikoanzeichen hinzuweisen.

Medikamenteninduzierte Problemstellungen

Insbesondere die starke Gewichtszunahme bei langjährigem Konsum von Psychopharmaka stellt die Patientinnen und Patienten sowie Fachpersonen vor große Probleme. Wie kann einerseits die Medikamentenadhärenz gewährleistet und andererseits dem Risikofaktor für endokrinologische und kardiologische Erkrankungen begegnet werden? Unerwünschte Arzneimittelwirkungen, Medikamenteninteraktionen und Polypharmazie (gleichzeitige Einnahme von mehreren Medikamenten) tragen zudem ihren Teil zu den Folgen von Erkrankungen bei. Patienten mit Komorbiditäten haben sowohl eine höhere Wahrscheinlichkeit, eine Medikamenteninteraktion zu erleben, oftmals bedingt durch eine Polypharmazie, als auch eine höhere Wahrscheinlichkeit, dass die Interaktion zu unerwünschten Arzneimittelwirkungen führt. Solche Patienten tragen daher ein höheres Risiko, therapeutische Komplikationen zu erleiden.

Gewichtszunahme bei der Behandlung mit Psychopharmaka

Übergewicht und Adipositas sind als ein Problem der öffentlichen Gesundheit anerkannt worden, da sie mit der Mortalität und der erhöhten Komorbidität anderer körperlicher Erkrankungen zusammenhängen. Übergewicht und vor allem Adipositas zählen zu den Risikofaktoren für Bluthochdruck, koronare Herzkrankheiten, Schlaganfall, Diabetes mellitus Typ 2 und einige Krebsarten. Adipositas erhöht zudem das Risiko für eine vorzeitige Beeinträchtigung der kognitiven

Leistungsfähigkeit sowie die Entwicklung von Demenzerkrankungen einschließlich der Alzheimer-Demenz. Gemäß WHO sterben weltweit mindestens 2,8 Millionen Menschen jährlich an den Folgen von Übergewicht und Adipositas. Nach Schätzungen sind in der europäischen Region 23 Prozent aller Frauen und 20 Prozent aller Männer adipös.

Menschen mit einer psychischen Erkrankung weisen ein erhöhtes Risiko für Übergewicht und Adipositas auf. Ursachen können krankheitsbedingte Faktoren sein. Beispielsweise kann Übergewicht eine Depression auslösen. Die Depression kann aber auch Übergewicht erzeugen. Inzwischen ist bekannt, dass der Mangel am Neurotransmitter Serotonin verantwortlich für Depressionen sein kann. Ein solcher Mangel führt zu einer schlechten Stimmung. Die Folge, Menschen mit Serotoninmangel greifen vermehrt zu süßen Lebensmitteln, nach dem Motto: »Schokolade macht glücklich.« Damit wird Übergewicht natürlicherweise begünstigt. Der Appetit kann bei einer schon bestehenden Depression ebenfalls gestört sein und sowohl ab- als auch zunehmen.

Eine Ursache für Übergewicht und Adipositas ist aber auch in der standardisierten Medikation zu finden. Die Gewichtszunahme bei der Behandlung mit Psychopharmaka ist eine häufige klinische Herausforderung. Viele Patientinnen und Patienten, die unter psychischen Erkrankungen leiden, nehmen infolge der Medikation deutlich zu. Krankheitssymptome, Veränderungen des Appetits oder deutliche Negativsymptomatik – hier dominieren Symptome wie Apathie und Bewegungsarmut – greifen ineinander.

BEISPIEL

Ein 28-jähriger Mann, alleinstehend, lebt in einem Studio im selben Haus wie seine Eltern. Dort ist er eingezogen nach einer Erstbehandlung infolge einer psychotischen Episode. Er ist auf Olanzapin (Zyprexa®) eingestellt und befindet sich in einer am-

bulanten Psychotherapie. Die Tage verbringt er an der Spielkonsole, raucht eine Zigarette nach der anderen und bestellt sich vorzugsweise Pizza direkt nach Hause. Dazu trinkt er vorrangig Süßgetränke. Seine Eltern bemerken, dass er stark an Gewicht zugenommen hat, sich immer apathischer verhält, die Fensterläden ganztags geschlossen hat, kaum noch die Wohnung verlässt und zunehmend die ambulanten Therapiesitzungen verpasst. Sie vermuten, dass er die Medikation nicht mehr zuverlässig einnimmt. Aus Sorge veranlassen sie via Psychiater einen erneuten stationären Aufenthalt.
Beim Eintreffen in der Klinik zeigt sich der Mann in einem akut psychotischen Zustandsbild. Er vermutet Mikrofone und Minisender im Therapiezimmer, fühlt sich vom Geheimdienst beobachtet und unbekannte Menschen sagen ihm, er sei ein Versager. Er berichtet außerdem, die Medikation selbstständig reduziert zu haben, da er eine Gewichtszunahme festgestellt habe.
Während der vierwöchigen stationären Behandlung wird die Therapie mit Olanzapin fortgesetzt, eine mögliche Änderung der antipsychotischen Behandlung angesprochen und die erwartete Wirkung wie auch Nebenwirkung thematisiert. Er entschließt sich, die Therapie mit Olanzapin fortzusetzen, parallel dazu aber auch sein Ernährungs- und Bewegungsverhalten zu verändern. Eine Unterstützung seiner Ziele erhofft er sich bei seinem ambulanten Therapeuten.

Bei einer Behandlung mit Psychopharmaka über einen kurzen Zeitraum kann die Gewichtszunahme minimal und reversibel sein, sobald das Medikament wieder abgesetzt wird. Bei einer Langzeitbehandlung können psychiatrische Patientinnen und Patienten jedoch erheblich an Gewicht zulegen, was ihre Bereitschaft, sich an der Behandlung zu beteiligen, verringern kann. Zusätzlich kann diese Gewichtszunahme psychologische oder physiologische Probleme verursachen, die angegangen werden müssen. Daher ist es wichtig, Vorsichtsmaßnahmen zur Überprüfung und Kontrolle der Gewichtszunahme zu treffen, um alle Probleme zu berücksichtigen und zu behandeln, mit denen eine betroffene Person konfrontiert ist.

SYMPTOME Psychopharmaka, insbesondere Antipsychotika (Neuroleptika) und Antidepressiva, können zu einer deutlichen Gewichtszunahme führen (HASNAIN & VIEWEG 2013). Das Risiko ist jedoch je nach Erkrankung und individuellen Faktoren unterschiedlich hoch. Eine Gewichtszunahme erfordert unsere Aufmerksamkeit, da sie das Risiko für Diabetes und Herz-Kreislauf-Erkrankungen erhöht. Ein normaler Body-Mass-Index (BMI) liegt zwischen 18,5 und 24,9, ein BMI zwischen 25 und 29,9 wird als Übergewicht eingestuft und 30 bis 39,9 als Adipositas. Patientinnen und Patienten mit einem BMI über 40 gelten als extrem fettleibig (MORRATO u. a. 2009). > Gewichtskontrolle, Seiten 31, 87 ff., 93 f.

Der BMI allein sagt jedoch kaum etwas über den Gesundheitszustand eines Menschen aus. Er muss immer im Zusammenhang mit anderen medizinischen Parametern betrachtet werden, etwa dem Bauchumfang und den Blutwerten (Elektrolyte, Blutzucker, Blutfette), um ein kardiovaskuläres Risiko oder unerwünschte Stoffwechseleffekte wie erhöhte Harnsäurekonzentrationen, Fettstoffwechselstörungen oder Störungen des Zuckerstoffwechsels abschätzen zu können (WIRTH & HAUNER 2013).

Eine systematische Übersichtsarbeit mit 43 Studien (LESLIE u. a. 2007) zeigt folgende Ergebnisse bezüglich einer durchschnittlichen Gewichtszunahme bei Psychopharmaka nach 52 Wochen:

- Antipsychotika von 2,1 bis 7,1 kg,
- Phasenprophylaktika von 2,5 bis 5,8 kg,
- Trizyklische Antidepressiva von 1,7 bis 3,7 kg.

Untersuchungen zu den Wirkungen verschiedener Antipsychotika haben gezeigt, dass sowohl die Häufigkeit als auch das Maß der Gewichtszunahme bei den mit Olanzapin (Zyprexa®) behandelten Patientinnen und Patienten hoch ist, bei einer durchschnittlichen Zunahme von 2,3 kg pro Monat, bei Quetiapin (Seroquel®) 1,8 kg pro Monat und bei Clozapin (Leponex®) 1,7 kg pro Monat (Wetterling 2001) beträgt. Einige Gewichtsveränderungen wurden auch bei der Behandlung mit Risperidon (Risperdal®) beobachtet, und zwar eine durchschnittliche Zunahme von 1,0 kg pro Monat. Insgesamt ist unbestreitbar, dass ein Zusammenhang zwischen der Gewichtszunahme und der Behandlung mit Olazapin und Clozapin besteht (Gebhardt u.a. 2009).

Die Gewichtszunahme ist nicht auf Personen beschränkt, die mit Antipsychotika behandelt werden. Auch Antidepressiva und Lithium führen nachweislich zu einer unerwünschten Gewichtszunahme. Antidepressiva können zu einer durchschnittlichen Gewichtszunahme von 0,57 bis 1,37 kg pro Monat führen. Beispielsweise wird unter der Behandlung mit dem Antidepressivum Mirtazapin (Remergil®, Remeron®)) eine durchschnittliche Gewichtszunahme von 1,74 kg während der ersten vier- bis zwölfwöchigen Behandlung und weitere 2,59 kg während der Erhaltensphase beschrieben (Serretti & Mandelli 2010). Ähnliche Gewichtszunahmen treten während der Behandlung mit Paroxetin (Deroxat®, Paroxat®) auf. Paroxetin hat jedoch das Potenzial, eine noch viel größere Gewichtszunahme zu bewirken.

Die Lithiumcarbonat-Therapie ist bei 20 Prozent aller behandelten Patienten mit einer bedeutsamen Gewichtszunahme von 10 kg verbunden (Livingstone & Rampes 2006). In einer Studie bei Menschen mit einer bipolaren Erkrankung fanden Andrea Fagiolini und Kollegen (2002), dass 68 Prozent der Patientinnen und Patienten übergewichtig oder adipös (Grad I – III) waren.

Es muss aber auch darauf hingewiesen werden, dass nicht alle Psychopharmaka zu einer Gewichtszunahme führen. Bei vielen atypischen Antipsychotika ist die Wahrscheinlichkeit sehr hoch. Hochpotente Antipsychotika (Haldol®, Clopixol®) führen zu geringerer Gewichtszunahme als stärker sedierende, niederpotente Substanzen (Truxal®, Nozinan®). Bei einzelnen Medikamenten wie Bupropion (Zyban®) ist die Einnahme dagegen umgekehrt mit Appetitminderung und Gewichtsabnahme assoziiert (LEE u. a. 2016).

Die meisten Gewichtszunahmen erfolgen eher während der Akutbehandlungen als während der Erhaltenstherapie. Während der Erhaltenstherapie erhöht sich das Gewicht nur minimal. Die Stabilisierung der Patientinnen und Patienten bezüglich ihrer psychischen Probleme erleichtert es in dieser Phase zudem, sich an Interventionen zur Gewichtsreduktion zu beteiligen.

PROBLEME UND RESSOURCEN Eine Gewichtszunahme ist das Ergebnis der Aufnahme von mehr Energie (Kalorien) durch Essen und Trinken als durch den Ruhestoffwechsel des Körpers und der täglichen Aktivität und Bewegung verbraucht werden. Die zusätzlichen Kalorien werden als Körperfett gespeichert. Viele Faktoren können diese Energiebilanz beeinflussen und zu einer Gewichtszunahme führen. Der wichtigste Faktor, der bei der Einnahme von Psychopharmaka zu einer Gewichtszunahme führt, ist die Anregung des Appetits, sodass die Menschen hungrig sind, mehr essen und damit mehr Kalorien zu sich nehmen. Viele Menschen, die Antipsychotika einnehmen, berichten von einem Verlangen nach süßer oder auch fetter Nahrung.

Die Regulation des Appetits und der Nahrungsaufnahme ist äußerst komplex und wird von einem Teil des Gehirns, dem Hypothalamus, gesteuert. Der Hypothalamus integriert Informationen, die er von anderen Teilen des Gehirns und von Hormonen erhält, die von außerhalb des Gehirns freigesetzt werden, einschließlich des Fettgewebes und des Darms. Zu diesen Hormonen gehören Leptin und Ghrelin, aber es gibt noch viele andere. Wie genau dieses komplexe System funktioniert und wie es durch Psychopharmaka gestört wird, wird bisher nicht vollständig verstanden. Neurotransmitter-Rezeptoren im Gehirn scheinen eine Rolle zu spielen, wobei unter anderem die Serotonin-5-HT2C- und 5-HT1A-Rezeptoren, der Histamin-H1-Rezeptor und der Dopamin-D2-Rezeptor von Bedeutung sind. Vor allem Antipsychotika unterscheiden sich im Ausmaß, diese Rezeptoren zu blockieren, was zum Teil ihre unterschiedliche Dynamik zur Gewichtszunahme ausmacht. Sowohl Olanzapin als auch Clozapin, also Medikamente mit hohem Risiko der Gewichtszunahme, binden stark an die Histamin-H1- und Serotonin-5-HT2C-Rezeptoren.

GEWICHTSKONTROLLE Bei Menschen mit psychischen Erkrankungen wird der gesteigerte Appetit nach einer akuten Krise – sei es infolge einer Depression oder einer Psychose – erst einmal als positiv wahrgenommen. Er wird deshalb kaum mit der Einnahme von Psychopharmaka in Verbindung gebracht. Begleitende Interventionen werden daher erst spät angeboten.

Änderungen der Ernährung und der körperlichen Aktivität helfen, die Gewichtszunahme zu vermeiden oder zumindest stark einzuschränken. Insbesondere kognitive Verhaltensinterventionen, die Strategien zur Einhaltung von Ernährungs- und Bewegungsmodifikationen bieten, haben sich als wertvoll für das Gewichtsmanagement erwiesen (Weber & Wyne 2006).

In der klinischen Praxis der Psychopharmakologie sind spezifische Maßnahmen zur Behandlung von Gewichtszunahme und damit zusammenhängenden Fragen erforderlich:

- Fachleute sollten Informationen an die Patientinnen und Patienten geben über unerwünschte Arzneimittelwirkungen, vor allem auch bezüglich einer möglichen Gewichtszunahme.

- Das Gewicht und der Body-Mass-Index (BMI) sollten während der Behandlung mit Psychopharmaka gemeinsam mit Patienten überwacht werden. In den ersten Monaten der Behandlung sind regelmäßigere Messungen erforderlich, da dann das Risiko einer Gewichtszunahme am größten ist.
- Hilfreich ist die Reflexion des Lebensstils, um die Gewichtszunahme zu steuern. Dazu gehören erhöhte körperliche Aktivität, Bewegung und Ernährungsumstellung, zum Beispiel regelmäßige Mahlzeiten, kleinere Portionen und die Reduzierung von zucker- und fettreichen Nahrungsmitteln und Getränken sowie das Führen eines Ernährungstagebuchs.
- Wenn die Gewichtszunahme mit einem Medikament problematisch ist, sollte der Wechsel zu einem Medikament mit geringerem Risiko der Gewichtszunahme erwogen werden. Ein erneutes Auftreten der Krankheitssymptome gehört jedoch zum Risiko bei einem Medikationswechsel.

Der beste Weg zur Bewältigung und Vorbeugung einer Gewichtszunahme besteht darin, von Anfang an wachsam zu sein und gemeinsam mit Patientinnen und Patienten das Gewicht regelmäßig zu überwachen.

Medikamenteninteraktionen

Unter einer Medikamenteninteraktion, auch Wechselwirkung genannt, wird in der Medizin die gegenseitige Beeinflussung von Arzneimitteln oder auch die gegenseitige Beeinflussung von Arzneimitteln und Nahrungsmitteln bei gleichzeitiger Einnahme verstanden.

BEISPIEL

Eine 55-jährige Patientin leidet seit dreißig Jahren unter einer mittelschweren, immer wiederkehrenden depressiven Symptomatik und nimmt deswegen täglich 20 mg Citalopram (Seropram®) ein. Im Winter stürzt sie wegen Glatteis unglücklich und zieht sich einen Steißbeinbruch zu. Aufgrund der starken Schmerzen erhält sie vom Hausarzt täglich Tramadol verschrieben. Wenige Tage später entwickelt sie einen starken Tremor, Ruhelosigkeit, Fieber, Verwirrtheit und visuelle Halluzinationen. Sie wird notfallmäßig in die Psychiatrie eingewiesen. Ihre Symptome dezimieren sich schlagartig nach sofortiger Beendigung der Therapie mit Tramadol, nachdem die Ärzte die Symptome eines Serotoninsyndroms richtig gedeutet haben.

Ein Arzneistoff wird bei oraler Gabe zunächst aus der Arzneiform freigesetzt, ein Vorgang, dessen Geschwindigkeit von der Galenik des Arzneimittels geprägt ist. Der Arzneistoff wird resorbiert, im Körper verteilt, gegebenenfalls aktiviert (Pharmakokinetik) und bindet dann an seine Zielstruktur (Pharmakodynamik), um anschließend über Niere oder Leber ausgeschieden zu werden.

Wechselwirkungen können auf viele Arten hervorgerufen werden, die häufigsten sind:

Pharmakokinetische Interaktionen: Der Körper wird dazu gebracht, ein Medikament langsamer oder schneller als gewöhnlich aufzunehmen oder auszuscheiden. Dies kann bedeuten, dass die übliche Dosis entweder zu stark oder nicht stark genug ist.

Pharmakodynamische Interaktionen: Zwei oder mehr Medikamente summieren sich, das heißt, dass ein zu starker Effekt entsteht, also die Medikamente zu stark wirken.

Die Wirkungen der Medikamente können somit verstärkt, abgeschwächt bis aufgehoben, verlängert oder verkürzt werden. Solche

Interaktionen können auch noch einige Zeit nach dem Absetzen einer Medikation auftreten und geringfügige oder schwerwiegende unerwartete Nebenwirkungen verstärken oder sogar das Blutniveau und die mögliche Toxizität (Giftigkeit) eines bestimmten Medikaments erhöhen. Werden zum Beispiel das Schmerzmittel Co-Dafalgan® – ein Kombinationspräparat mit Codein und Paracetamol – und ein sedierendes Antihistaminikum wie Diphenhydramin (Benocten®) eingenommen, dann erhöht sich die Schläfrigkeit deutlich, weil beide Medikamente Schläfrigkeit als Nebenwirkung verursachen.

Unerwünschte Arzneimittelwirkungen durch Medikamenteninteraktionen treten ungefähr bei 5 Prozent der Patientinnen und Patienten bei Einnahme von weniger als sechs Medikamenten auf und steigen auf 40 Prozent, wenn mehr als 15 Medikamente eingenommen werden (Miguel u. a. 2012).

Jedes Mal, wenn mehr als ein Medikament eingenommen oder sogar mit bestimmten Lebensmitteln, Getränken oder rezeptfreien Medikamenten gemischt wird, besteht das Risiko einer Wechselwirkung. Die meisten Medikamenteninteraktionen sind nicht schwerwiegend, aber weil einige wenige es durchaus sind, ist es wichtig, das mögliche Ergebnis zu verstehen, bevor neue Medikamente eingenommen werden.

Medikamenteninteraktionen entstehen am wahrscheinlichsten, wenn:

- ein neues Medikament eingenommen,
- die Einnahme eines Medikaments gestoppt,
- die Dosis eines Medikaments erhöht wird.

Viele, aber nicht alle Medikamente können miteinander interagieren. Obwohl einige Wechselwirkungen zwischen Medikamenten bekannt sind, kann es schwierig sein, vorherzusagen, ob eine bestimmte Person betroffen sein wird. Je mehr Medikamente eingenommen werden, desto wahrscheinlicher werden Wechselwirkungen auftreten.

Ältere Menschen, Menschen mit chronischen Erkrankungen und Kleinkinder sind am häufigsten von Interaktionen betroffen. Aber Interaktionen können bei jeder Person auftreten, die eine Kombination von Medikamenten einnimmt.

Alle Medikamente haben ihre eigenen Anweisungen, wann sie eingenommen werden müssen. Einige Medikamente sollten nicht zu den Mahlzeiten oder bestimmten Speisen und Getränken eingenommen werden, da sie und die Lebensmittel in irgendeiner Weise miteinander in Wechselwirkung stehen. Verschiedene Medikamente dürfen nicht mit bestimmten Nahrungs- und Genussmitteln (etwa Grapefruitsaft und Alkohol) kombiniert werden. Es können unter Umständen Wechselwirkungen zwischen (aktuell oder vor kurzer Zeit eingenommenen) Medikamenten und Inhaltsstoffen bestimmter Nahrungs- und Genussmittel auftreten, welche die Wirkungen der entsprechenden Arzneimittel verstärken, abschwächen, verlängern oder verkürzen. Das heißt, der Abbau wird verzögert, kann zu einer Überdosierung führen, oder auch das Gegenteil, es kommt zu beschleunigtem Abbau und damit unter Umständen zu einer verminderten Wirkung.

Interaktionen mit Antidepressiva

Gerade Antidepressiva weisen mit anderen Substanzen ausgeprägte Wechselwirkungen auf. Bei Antidepressiva der Kategorie Selektive Serotonin-Wiederaufnahmehemmer (SSRI) wie Citalopram (Seropram®) sind Arzneimittelinteraktionen insbesondere mit Antiarrhythmika zu berücksichtigen. Der Spiegel der Antiarrhythmika zur Behandlung von Herzrhythmuserkrankungen kann durch die gleichzeitige Einnahme mit SSRI erhöht werden. Ebenfalls existieren Interaktionen zwischen SSRI und Antikoagulantien. Es kann zu verstärkten Blutungsneigungen kommen. Symptome sind dann das spontane Auftreten von Hämatomen (Blutergüssen), Nasenbluten oder bei Frauen eine verstärkte Menstruationsblutung. Weiter hemmen SSRI die Aktivierung von Codein (schlechtere Wirkung) und den Abbau von Benzodiazepinen (längere Wirkungsdauer). Die Kombination mit dem Hustenblocker Dextromethorphan (Bexin®), der rezeptfrei gegen starken Hustenreiz in der Apotheke abgegeben wird und häufig in rezeptfreien Grippemitteln enthalten ist, kann zu psychotischem Verhalten führen.

SSRI können den Blutspiegel und das Risiko der Toxizität bei den folgenden Medikamenten erhöhen und somit zu unerwünschten Arzneimittelwirkungen führen:

- Hochproteingebundene Medikamente wie Warfarin (Marcoumar®) und Digoxin (Digacin®, Lanicor®, Lenoxin®, Digoxin®),
- Antiarrhythmische Medikamente wie Propafenon (Rytmonorm®, Cuxafenon®, Prorynorm®) oder Flecainid (Flecagamma®, Tambocor®),
- Beta-Blocker wie Propranolol (Beta-Tablinen®, Dociton®, Inderal®) oder Metoprolol (Beloc®, Beloc-ZOK®, Beloc-ZOK Herz®),
- Trizyklische Antidepressiva wie Amitriptylin (Saroten®, Tryptizol®),
- Benzodiazepine wie Alprazolam (Tafil®, Xanax®), Diazepam (Faustan®, Stesolid®, Valium®), Midazolam (Dormicum®) oder Triazolam (Halcion®),
- Carbamazepin (Timolnil®, Tegretol®),
- Clozapin (Leponex®, Clopin®, Elcrit®),
- Haloperidol (Haldol®),
- Theophyllin (Aerobin®, Euphyllin retard®).

Es gibt auch eine Reihe von pharmakodynamischen Wechselwirkungen, die bei den Antidepressiva der Kategorie Trizyklische Antidepressiva (TCA) wie Amitriptylin (Saroten®, Surmontil®) zu berücksichtigen sind, von denen viele potenziell ernst sein können. Zum Beispiel haben TCA mehrere Auswirkungen auf die Herzfunktion wie Hypotonie, ein stark erhöhtes Risiko für Herzrhythmusstörungen in Kombination mit Betablocker und QT-Verlängerungen im Elektrokardiogramm. Andere Medikamente, die die Herzleitung verändern, entweder direkt (etwa durch Antiarrhythmika oder Phenothiazine) oder indirekt (Diuretika etc.), sollten mit Vorsicht verwendet werden. > QT-Zeiten, Seiten 100 f.

TCA können den Blutspiegel und / oder das Risiko der Toxizität der folgenden Medikamente erhöhen:

- MAO-Hemmer, diese können in Kombination mit TCA schwere und manchmal tödliche Reaktionen hervorrufen, deshalb muss die Person die MAO-Hemmer-Diätvorschriften strikt einhalten,
- Sympathomimetika wie Pseudoephedrin (Aspirin complex®, Duo-Grippal®, Rhinopront®, Fluimucil Grippe®).

Als potenziell lebensgefährliche pharmakodynamische Interaktion mit Antidepressiva tritt das sogenannte Serotoninsyndrom vorwiegend bei der Kombination von serotoninergen Arzneistoffen auf. Eine Gefahr besteht vor allem bei einer Kombination von MAO-Hemmer (Moclobemidum Aurorix®), SSRI und TCA (Shanmugam u. a. 2008). Aber auch die Kombination von SSRI und / oder TCA mit Tramadol, Fentanyl (Durogesic®), Buspiron (Bespar®), Johanniskraut, Lithium oder Ondansetron (Zofran®) kann zu dieser lebensgefährlichen unerwünschten Arzneimittelwirkung führen.

Interaktionen mit Antipsychotika

Sowohl die neueren atypischen Antipsychotika als auch die traditionelleren Medikamente unterliegen untereinander Arzneimittelinteraktionen, mit anderen Psychopharmaka und mit Medikamenten zur Behandlung verschiedener körperlicher Erkrankungen.

Klassische Antipsychotika (Chlorpromazin, Haloperidol, Promazin) können sich in Kombination mit trizyklischen Antidepressiva gegenseitig verstärken und zu ausgeprägten peripheren und zentralen anticholinergen Nebenwirkungen wie Störung der Nah- und Ferneinstellung des Auges (Akkommodationsstörungen), Unfähigkeit, die Blase ganz oder teilweise zu leeren (Harnverhalten), Verstopfung (Obstipation), Darmverschluss (Ileus), lebensbedrohlichen Arrhythmien oder auch zu Agitation, Reizbarkeit, motorischer Unruhe, Desorientierung und akustischen Halluzinationen führen. Dieser Effekt kann ebenfalls entstehen in Kombination mit anderen anticholinerg wirksamen Medikamenten wie Antiarrhythmika (Disopyramid), Antihistaminika (Diphenhydramin, Chlorphenamin, Clemastin, Dexchlorpheniramin, Hydroxyzin), Muskelrelaxantien zur Entspannung der Skelettmuskulatur (Orphenadrin), Parkinsonmedikamenten (Biperiden, Procyclidin, Trihexyphenidyl), Bronchodilatoren zur Erweiterung der Bronchien bei Asthma bronchiale (Atropin, Ipratropiumbromid), Spasmolytika zur Krampflösung (Belladonna-Produkte, besser bekannt als Tollkirsche) oder Antiemetika gegen Übelkeit (Meclozin, Promethazin).

Viele Psychopharmaka haben das Potenzial, den Herzrhythmus zu beeinflussen. Das Risiko einer Herzrhythmusstörung ist erhöht, wenn beispielsweise gleichzeitig blutdrucksenkende Medikamente wie ACE-Hemmer, Beta-Blocker, Kalziumkanalblocker und andere Blutdruckmittel mit einem Antipsychotika eingenommen werden. Zudem kann es den Blutdruck stark senken. Die Einnahme von Antiarrhythmika wie Amiodaron (Cordaron®), Sotalol (Sotalex®) und Disopyramid (Rythmodan®) behandeln einen abnormen Herzrhythmus. Aber wenn sie gemeinsam mit Antipsychotika eingenommen werden, können diese Medikamente noch schwerwiegendere Herzrhythmusstörungen verursachen.

Die Verlängerung der QT-Zeit ist eine nicht ganz seltene und auch gefürchtete unerwünschte Arzneimittelwirkung. Sie kann zu Herzrhythmusstörungen oder plötzlichem Herztod führen. Antipsychotika haben grundsätzlich ein erhöhtes Risiko, eine Verlängerung der

QT-Zeit zu verursachen. Werden diese zusätzlich mit Medikamenten kombiniert, die das Kalium im Blut reduzieren, erhöht sich dieses Risiko deutlich und der Patient muss zwingend engmaschig medizinisch überwacht werden.

Werden die Carbamazepin- (Tegretal®, Tegretol®) und Phenobarbitalmedikamente (Luminal®), die zur Behandlung oder Verhinderung von epileptischen Anfällen eingesetzt werden, gleichzeitig mit Antipsychotika verabreicht, können beispielsweise verminderte Plasmakonzentrationen und eine niedrigere therapeutische Wirksamkeit der Antipsychotika auftreten.

Kaffee und andere koffeinhaltige Getränke und Lebensmittel wie Energy Drinks können die Menge an Clozapin (Leponex®) im Blut erhöhen. Koffein kann die Wirkung und Nebenwirkungen von Clozapin verstärken. Bei einer Koffeinkarenz nach längerem Koffeinkonsum kann dagegen eine verminderte Wirksamkeit auftreten.

Interaktionen mit Alkohol

Alkohol steht in Wechselwirkung mit vielen Medikamenten. Die Auswirkungen der Kombination von Alkohol und Medikamenten hängen von der Art und Dosis des Medikaments, der Menge des konsumierten Alkohols und auch von persönlichen Faktoren wie biologische Faktoren, Geschlecht und dem Gesundheitszustand insgesamt ab. Im Allgemeinen sind Frauen und ältere Menschen eher von solchen Wechselwirkungen betroffen, da sie anfälliger für die Auswirkungen von Alkohol sind. Das kann allerdings auch bei Männern passieren und ist unter anderem eine Frage der Menge des Alkohols. Es kann mehrere Stunden dauern, bis der Alkohol im Körper abgebaut ist. Daher treten Wechselwirkungen nicht nur dann auf, wenn gleichzeitig Medikamente und Alkohol konsumiert werden, vielmehr können sie jederzeit auftreten, wenn eine deutliche Menge an Alkohol im Körper vorhanden ist.

Alkohol kann vor allem die Wirkung von Schlafmitteln, Benzodiazepinen, Antipsychotika und Antidepressiva, die den Körper entspannen oder beruhigen, verstärken. Eine erhöhte Schläfrigkeit und Schwindel erschweren es, klar zu denken, und beeinflussen die körperliche Koordination. Dies erh ht die Gefahr von Stürzen und beeinträchtigt Fähigkeiten wie Fahrrad- und Autofahren.

Auch Husten-, Erkältungs-, Allergie- und Reisekrankheitsmedikamente, die in Apotheken gekauft werden, enthalten Inhaltsstoffe, die den Körper entspannen oder beruhigen. Diese Bestandteile können mit Alkohol interagieren und ebenfalls eine erhöhte Schläfrigkeit und Schwindel verursachen.

Einige gängige Schmerzmittel wie Acetylsalicylsäure (Aspirin®), Celecoxib (Celebrex®), Ibuprofen (etwa Brufen®, Dismenol®, Spedifen®) und Naproxen (Proxen® etc.) können mit Alkohol interagieren und Magenverstimmungen, Magenblutungen und Geschwüre verursachen. Alkohol und Paracetamol (Panadol®, Parapaed®, Perfalgan®) beanspruchen beide die Leber und können in hohen Dosen problematisch sein und ein Leberversagen verursachen.

Im Allgemeinen ist es unwahrscheinlich, dass das gelegentliche Trinken von ein oder zwei Getränken Probleme verursacht, wenn jedoch regelmäßig mehrere alkoholische Getränke pro Tag eingenommen werden, kann das Risiko von Magenproblemen bei Einnahme dieser Medikamente steigen.

Interaktionen mit Grapefruit

Seit geraumer Zeit ist bekannt, dass bestimmte Chemikalien in der Grapefruit (bekannt als Furanocoumarine) die Art und Weise, wie der Körper viele Medikamente im Darm oder in der Leber verarbeitet, stören können, bevor sie den Blutkreislauf erreichen. Wenn dies geschieht, kann mehr von einem Medikament in den Körper gelangen, sodass es zu stark wirkt oder/und unerwünschte Nebenwirkungen verursacht. Dies geschieht aufgrund ihrer Wirkung auf »CYP3A4«, ein Enzym, das an der Verarbeitung vieler Medikamente beteiligt ist. Medikamente müssen durch den Mund eingenommen werden (in Form einer Tablette oder Flüssigkeit), um von Grapefruit betroffen zu sein, da Grapefruit dieses Enzym hauptsächlich im Darm beeinflusst.

Bei vielen Medikamenten weiß man bereits, dass sie mit Grapefruit interagieren. Verschiedene verschreibungspflichtige, rezeptfreie oder ergänzende Medikamente (Kräuter-, Natur-, Vitamin- und Mineralstoffe) interagieren mit Grapefruit oder interagieren möglicherweise. Häufige Beispiele sind Medikamente gegen Herzkrankheiten, Bluthochdruck, hohe Cholesterinspiegel, Infektionen, Epilepsie, Depressionen, Angstzustände und Schlafstörungen.

Ernsthafte Nebenwirkungen können aufgetreten, wenn bestimmte Medikamente gemeinsam mit Grapefruit eingenommen werden:

- komplette Herzblockade (was zu einem sehr langsamen Herzschlag führt),
- Torsade-de-Pointes-Tachykardie (schnelle Herzschläge, die zum plötzlichen Tod führen können),
- Rhabdomyolyse (schwere Schädigung des Skelettmuskels, die zu Nierenschäden führen kann),
- Nephrotoxizität (Nierenschäden),
- Myelotoxizität (Schädigung des Knochenmarks),
- Atemdepression (verminderte oder verlangsamte Atmung).

Schon ein Glas Saft oder eine Grapefruit kann einen Effekt auf ein Medikament haben und eine Wechselwirkung bedingen, selbst wenn die Grapefruit oder der Saft zu einem anderen Zeitpunkt gegessen oder getrunken wurde. Die Schwere der Wechselwirkung kann auch davon abhängen, wie oft Grapefruit oder Grapefruitsaft konsumiert wird.

Einige andere Zitrusfrüchte können einen ähnlichen Effekt haben. Bitterorangen (Sevilla-Orangen etc.) und Limetten können ebenfalls Wechselwirkungen mit Medikamenten hervorrufen. Jedoch haben süße Orangen und Zitronen nicht diesen Effekt.

Interaktionen mit Johanniskraut-Extrakten

Johanniskraut wird bei leichten bis mittelschweren Depressionen angewandt und kann ohne Rezept in der Apotheke gekauft werden. Bei gleichzeitiger Einnahme vor allem mit Antidepressiva können Interaktionen entstehen. Diese können schneller abgebaut und in ihrer Wirkung abgeschwächt werden. Johanniskraut verringert deutlich die Wirkung von bestimmten trizyklischen Antidepressiva wie Amitriptylin (Saroten®) und Nortriptylin (Nortrilen®) durch die Beschleunigung des Medikamentenabbaus.

Bei folgenden Substanzen wird durch Wechselwirkungen mit Johanniskraut die Serotoninkonzentration im Zentralnervensystem erhöht, was unter Umständen zu einem lebensbedrohlichen Serotoninsyndrom führt: Fluoxetin (Fluctine®), Fluvoxamin (Floxyfral®), Paroxetin (Deroxat®), Sertralin (Zoloft®), Citalopram (Seropram®), Escitalopram (Cipralex®), Mirtazapin (Remeron®), Venlafaxin (Efexor®), Metoclopramid (Paspertin®, Primperan®) und Trazodon (Trittico®) sowie weiteren.

Das Serotoninsyndrom tritt primär als schwere Nebenwirkung von Medikamenteninteraktionen auf und zeigt folgende Symptome:

- Veränderungen der psychischen Verfassung,
- Ruhelosigkeit,
- rasche unwillkürliche Muskelzuckungen,
- gesteigerte Reflexbereitschaft,
- Schwitzen,
- Schüttelfrost,
- Tremor (starkes Zittern).

Die Lichtempfindlichkeit der Haut wird außerdem durch die Einnahme von Johanniskrautextrakt erhöht, was zu schweren Sonnenbränden führen kann.

Problematisch kann Johanniskrautextrakt auch in Kombination mit Antikonzeptiva (Empfängnisverhütung) sein. Durch die Reduktion der Wirkung der Antibabypille kann dies zu ungewollten Schwangerschaften führen.

Pflegefachpersonen müssen sich der Mechanismen für Arzneimittelwechselwirkungen bewusst sein, um die Prävention zu unterstützen. Pflegerische Maßnahmen zur Vermeidung von Medikamenteninteraktionen sind:

Anamnese: Die Erhebung einer exakten und kompletten Medikamentenanamnese ist sehr wichtig. Neben rezeptpflichtigen Medikamenten sind eben auch die »over the counter«-Medikamente (rezeptfreie Medikamente) zu berücksichtigen, weil diese ebenfalls zu Interaktionen mit schwerwiegenden Konsequenzen führen können (etwa Johanniskraut-Präparate). Zur Anamnese gehört auch die Erfragung nach dem Alkoholkonsum.

Medikamentenliste: Die Erstellung und das Führen einer Liste aller Medikamente (verschreibungspflichtige, rezeptfreie, pflanzliche und Nahrungsergänzungsmittel) gemeinsam mit dem Patienten ist zentral. Diese Liste sollte folgende Informationen enthalten: den Namen, die Farbe und den Aufdruck auf jeder Tablette oder Kapsel; das Datum der Verschreibung; die Dosis oder Stärke; wofür das Medikament ist; die genaue Dosierung (wie viel einnehmen und wie oft); die Einnahmedauer; alle Lebensmittel oder andere Mittel, die vermieden werden sollten; wahrscheinliche Nebenwirkungen; Nebenwirkungen, die erlebt wurden; Name und Telefonnummer des Verschreibers und der Apotheke. Auf dieser Liste sind auch jegliche Medikamenten- und Nahrungsmittelallergien festzuhalten. Zudem ist wichtig, dass die Liste regelmäßig aktualisiert wird.

Medikamentenanzahl: Mit der Anzahl eingenommener Medikamente steigt die Wahrscheinlichkeit für eine Interaktion. Es sollten daher so wenige Medikamente so kurz wie möglich eingesetzt werden.

Grapefruitkontrolle: In der Regel wird davon abgeraten, Grapefruit zu essen oder Grapefruitsaft zu trinken, wenn gleichzeitig Medikamente eingenommen werden. Die ganze Frucht einschließlich des Safts und der Schale enthält Furanocoumarine, Chemikalien, die mit Medikamenten interagieren können.

Datenbanken: Im klinischen Alltag sind Medikamentenkombinationen die Norm und Monotherapien die Ausnahme. Deswegen ist es sinnvoll, sich selbst einen Überblick zu verschaffen via Internet oder App auf dem Mobiltelefon. Hierfür stehen verschiedenste Datenbanken zur Verfügung wie beispielsweise:

- www.drugs.com/drug_interactions.php
- https://reference.medscape.com/drug-interactionchecker
- www.drugdigest.org/wps/portal/ddigest
- www.lexi-comp.com
- www.drug-interactions.com
- www.drugs.com
- https://www.compendium.ch/home/de

Neuerdings existieren auch Apps (MediQ-App etc.) für Smartphones oder iPhone®, die einfach installiert werden können.

Medikamenteninteraktionen finden am häufigsten auf pharmakokinetischer und pharmakodynamischer Ebene statt. Es ist klar, dass bei der großen auf dem Markt verfügbaren Menge von Arzneimitteln keine Fachperson in der Lage ist, alle möglichen Wechselwirkungen präsent zu haben. Deswegen ist ein Interaktionscheck unerlässlich.

Polypharmazie

»Polypharmazie« bezeichnet im Allgemeinen die gleichzeitige Einnahme von fünf oder mehr Medikamenten und tritt bei Menschen mit psychischen Erkrankungen aus verschiedenen Umständen häufig auf (Jorgensen u. a. 2001). Die mit zunehmendem Alter ansteigenden somatischen und psychiatrischen Komorbiditäten führen häufig zur gleichzeitigen Verordnung mehrerer Medikamente. In der Psychiatrie tritt Polypharmazie zusätzlich beim Vorliegen unterschiedlicher Symptome derselben psychischen Erkrankung, bei unzureichender oder ausbleibender Wirkung eines einzigen Präparats, zur Rückfallprävention affektiver Störungen und von Störungen aus dem schizophrenen Formenkreis auf. Gleiches gilt, wenn beispielsweise Menschen mit Abhängigkeitserkrankungen ihre Probleme mit der Einnahme von Medikamenten zu bewältigen versuchen.

44 Prozent der Männer und 57 Prozent der Frauen nehmen im Alter von 65 Jahren und älter fünf oder mehr Medikamente und 12 Prozent beider Geschlechter zehn oder mehr Medikamente pro Woche ein (Rambhade u. a. 2012).

Was sind die Gründe für Polypharmazie?

Werden Medikamente für symptomatische Linderungen hinzugefügt, müssen die Patienten am Ende mit einer großen Anzahl von Medikamenten umgehen lernen. Manchmal wird ein neues Medikament auch verschrieben, um die Nebenwirkungen eines anderen Medikaments zu minimieren. Zusätzlich kommt hinzu, dass die Patienten unterschiedliche Ärzte für ihre Probleme konsultieren. Gerade Spezialisten konzentrieren sich häufig auf ihr Fachgebiet und haben nicht die Übersicht über alle sonst noch verschriebenen Medikamente. Das macht einen Hausarzt nötig, der den Einsatz aller Medikamente koordiniert.

Ein weiterer Grund für die Polypharmazie ist, dass die Gründe, warum ein Medikament ursprünglich verordnet wurde, nicht in Krankenakten dokumentiert werden. Daher ist es schwierig, zu entscheiden, ob der Abbruch einer Behandlung in Betracht gezogen werden kann.

VERORDNUNGSKASKADEN Die wichtigsten Konsequenzen der Polypharmazie für Patienten sind ein wesentlich höheres Risiko für Arzneimittelinteraktionen, unerwünschte Wirkungen und Medikationsfehler. Dieses Risiko steigt selbstverständlich mit der Anzahl der Medikamente. Polypharmazie kann zu unspezifischen unerwünschten Arzneimittelwirkungen führen, die wiederum weitere Medikamente nach sich ziehen (»Verordnungskaskade«) (SCHULER u. a. 2008). Zum Beispiel können Schmerzmittel der Gruppe nichtsteroidaler Entzündungshemmer (NSAR) zu erhöhtem Blutdruck führen, der dann mit blutdrucksenkenden Medikamenten behandelt werden muss. Aufgrund unerwünschter Arzneimittelwirkungen erfolgen vermehrte Krankenhauseinweisungen. Bis zu 10 Prozent der Einweisungen können darauf zurückgeführt werden (ALHAWASSI u. a. 2014).

Ebenfalls treten häufig unspezifische Beschwerden wie Müdigkeit, Appetitlosigkeit, Schwindel, Verwirrtheitszustände, Tremor auf. Zudem erhöht sich die Gefahr für Stürze.

Medikationsfehler treten am häufigsten dann auf, wenn gleichzeitig mehr als vier chronische Krankheiten vorhanden sind und potenziell kritische Medikamente eingenommen werden. Unter »kritischen« Medikamenten werden diejenigen verstanden, die oft mit anderen Medikamenten interagieren und zu unerwünschten Arzneimittelwirkungen führen (BUDNITZ u. a. 2011). Kritische Medikamente sind:

- Antikoagulantien (Medikamente zur Verhinderung von Thrombosen),
- Thrombozytenaggregationshemmer (Hemmen die Verklumpung der Blutplättchen),
- Diuretika (wassertreibende Mittel),

- Insulin,
- Sulfonylharnstoffe (Medikamente zur Therapie des Diabetes mellitus Typ II),
- Steroide,
- nichtsteroidale Entzündungshemmer (NSAR) (Schmerzmittel),
- Benzodiazepine (angstlösende, krampflösende, beruhigende und schlaffördernde Medikamente),
- Antipsychotika,
- Lithium,
- Antibiotika.

Die pflegerischen Maßnahmen bei Polypharmazie sind grundsätzlich dieselben wie zur Vermeidung von Medikamenteninteraktionen. Zusätzlich hilft die sogenannte »Brown Bag«-Methode. Dabei werden alle Medikamente auf den Tisch gelegt und mit den Listen überprüft. Dabei ist wichtig, auch alle »Over the counter«-Medikamente miteinzubeziehen. Explizit für die Polypharmazie hinterfragt der Medikamenten-Eignungsindex mittels Fragen die Medikation. Diese Fragen helfen, um nicht monatelang unnötige Therapien weiterzuführen (Hanlon u. a. 1996). Ziel ist es, nicht Medikamente wegnehmen zu wollen, sondern zu überprüfen, ob tatsächlich jedes Medikament noch seine Wirkung entfalten kann. Dabei gilt es, Vertrauen bei den Patienten zu schaffen, um ein offenes Gespräch über die Medikation und deren Beschaffung führen zu können. So kann ein mögliches Konsultieren von mehreren Ärzten gleichzeitig sowie von mehreren Apotheken (zur Beschaffung einer großen Anzahl von Medikamenten) reduziert oder vermindert werden.

Hilfreiche Fragen sind:

- Gibt es eine klare Indikation, also einen Grund für den Einsatz jedes Medikaments?
- Ist die Wirksamkeit gegeben? Überwiegt der Nutzen das Risiko einer unerwünschten Wirkung?
- Sind die Dosierungen korrekt?
- Sind die Einnahmevorschriften korrekt?
- Interagieren die Medikamente mit anderen?
- Interagieren die Medikamente mit vorhandenen Krankheiten?
- Gibt es für die Medikamente spezielle Anwendungsvorschriften?
- Gibt es Doppelverschreibungen von Medikamenten oder Medikamente, die dem gleichen Zweck dienen?
- Ist die Behandlungsdauer richtig? Gibt es ein Datum zur Überprüfung der Medikamente?
- Gibt es kostengünstigere Alternativen?
- Sind die Anweisungen schriftlich erfolgt und korrekt?
- Sind die Anweisungen für die Patienten im Alltag umsetzbar?
- Ist die Medikamentenadhärenz gewährleistet?
- Sind mögliche Komorbiditäten beachtet (etwa Diuretika bei Sturzneigung meiden)?
- Rollentausch: Würde ich als Patient so viele Medikamente einnehmen?

Für Patientinnen und Patienten mit einer Polypharmazie ist es besonders wichtig, sich gründlich auf Arzttermine vorzubereiten. Eine entsprechende Hilfestellung ist deswegen indiziert. Die Organisation einer Begleitung zum Termin durch ein vertrautes Familienmitglied, einen Freund oder eine ambulant tätige Pflegefachperson ist zusätzlich unterstützend, um keine wichtigen Informationen des Arztes zu vergessen und zur Sicherstellung, dass alle Fragen des Patienten beantwortet wurden. Damit keine wichtigen Informationen vergessen werden, ist eine schriftliche Liste das Mittel der Wahl.

Folgende Angaben sollte die Liste enthalten:

- sämtliche Symptome, einschließlich der Angabe, wann sie zum ersten Mal aufgetreten sind und wie sie sich auf das tägliche Leben auswirken,
- wichtige persönliche Informationen, einschließlich traumatischer Ereignisse in der Vergangenheit und aller stressigen, wichtigen Ereignisse und Alltagsbedingungen,
- sämtliche Informationen des körperlichen oder psychischen Gesundheitszustands,
- sämtliche Medikamente, Vitamine, Kräuter und andere Nahrungsergänzungsmittel sowie deren Dosierungen.

Mögliche Fragen an den Arzt könnten sein:

- Welcher Behandlungsansatz wird empfohlen?
- Ist eine Therapie für meine Symptome hilfreich?
- Wird eine Therapie empfohlen, wie oft und wie lange wird diese andauern?
- Bei Medikamenten: Gibt es mögliche Nebenwirkungen? Was kann dagegen unternommen werden?
- Bei Medikamenten: Gibt es mögliche Wechselwirkungen mit anderen Medikamenten oder Lebensmitteln?
- Wie lange dauert die Medikamenteneinnahme?
- Wie erfolgt die Medikamenteneinnahme? Gibt es spezielle Vorschriften?
- Wie erfolgt die Überwachung, ob die Behandlung die gewünschte Wirkung erzielt?
- Gibt es irgendwelche Selbsthilfeschritte, die unternommen werden können, um den Zustand selbst zu verändern oder die Therapie zu unterstützen?
- Gibt es Broschüren oder andere Drucksachen, die abgegeben werden können?

- Welche Webseiten werden empfohlen, um weitere Informationen zu erhalten?
- Gibt es hilfreiche Apps für das Mobiltelefon?

Der Arzt wird zusätzliche Fragen stellen, die auf Antworten, Symptomen und Bedürfnissen beruhen. Die Vorbereitung und Besprechung möglicher Fragen hilft, die Zeit des Termins optimal zu nutzen.

Je älter die Menschen werden, desto mehr medizinische Probleme existieren. Wenn jede Beschwerde einzeln optimal behandelt wird, kann dies zu einem großen und unübersichtlichen Medikamentenmix führen. Und alle diese Medikamente haben Nebenwirkungen, die wiederum mit Arzneien bekämpft werden und untereinander wechselwirken. Deswegen ist es wichtig, auch Alternativen zu Medikamenten zu suchen. Diese bedingen oftmals Veränderungen der Lebensweise. Langfristig gesehen, sind sie mindestens so wirksam und beeinflussen zusätzlich die Lebensqualität positiv.

Ob eine Therapie durchgeführt wird, hängt nicht allein davon ab, ob der Betroffene über die Krankheit informiert und ob er zu einer Therapie bereit und motiviert ist. Vielmehr muss es dem Patienten überhaupt möglich sein, die Medikamente einzunehmen. Deshalb müssen komplexe Therapieschemata möglichst vereinfacht werden. Patienten sollten nicht drei- oder viermal täglich Arzneimittel einnehmen müssen. Besser sind jene Therapieschemata, bei denen Betroffene beispielsweise zur Mittagszeit nichts einnehmen. Außerdem können Tablettenteilungen meist vermieden werden, wenn Medikamente mit geringerer Wirkstärke eingesetzt werden.

Das Führen einer fortlaufenden Medikationsanamnese mit erwünschten und unerwünschten Wirkungen dient der Übersichtlichkeit und dem aktiven Verhindern von medikationsassoziierten Problemen. Zudem können gewisse Medikamente auch durch

physikalische oder pflegerische Maßnahmen ersetzt werden, etwa Kälte- und Wärmeanwendungen, Öle, Massagen oder Entspannungs- und Achtsamkeitsübungen.

Förderung der Medikamentenadhärenz

Die Einnahme der verschriebenen Medikamente zum richtigen Zeitpunkt und für den gesamten Behandlungsablauf ist ein Bestandteil der medizinischen Patientenversorgung und unerlässlich für die Erreichung bestimmter klinischer Ziele. Allerdings werden zwischen 30 und 50 Prozent der Medikamente bei chronischen Erkrankungen nicht wie vereinbart eingenommen, was ganz unterschiedliche Gründe hat. Beispielsweise halten sich nur 51 Prozent der mit Bluthochdruck behandelten Patienten an die vorgeschriebene Behandlung, 14–43 Prozent nehmen die kardiovaskulären und 43 Prozent die Asthma-Medikamente nicht ein (World Health Organization 2003). Der Umfang der Nichteinhaltung der Medikamenteneinnahme beträgt für schwere depressive Störungen 28–52 Prozent, 20–50 Prozent für bipolare Störungen, 20–72 Prozent für Schizophrenie und 57 Prozent für Angststörungen (Julius u. a. 2009).

Etwa 40 Prozent der Patientinnen und Patienten stellen die Einnahme ihrer verschriebenen Antipsychotika innerhalb eines Jahres und etwa 75 Prozent stellen ihre Medikamente innerhalb von zwei Jahren ein (Perkins 1999). Auch bei Depotmedikamenten hören etwa 25 Prozent der Betroffenen auf, geplante Termine einzuhalten, und 57 Prozent erhalten innerhalb eines Jahres nach Behandlungsbeginn keine Depotinjektionen mehr (Verdoux u. a. 2017). Eine suboptimale Einhaltung der Behandlung mit Psychopharmaka wird herkömmlich mit Rückfällen, deutlich mehr psychiatrischen Krankenhausaufenthalten, Notfallbesuchen, schlechterer geistiger Funktionsfähigkeit, geringerer Lebensqualität und -zufriedenheit, mehr Fehlzeiten bei der Arbeit, mehr Drogengebrauch, erhöhten Suizidraten und schlechterer Einhaltung von Medikamenteneinnahmen für komorbide Erkrankungen in Verbindung gebracht. Eine geringe Adhärenz bei somatischen Erkrankungen kann zu vermeidbaren Komplikationen, erhöhter Morbidität und Mortalität führen.

Die Medikamentenadhärenz bezeichnet die Einhaltung einer Medikamenteneinnahme, die Patienten gemeinsam mit ihren Behandlern vereinbart haben, um ein Therapieziel zu erreichen. Patientinnen und Patienten sind aktiv an der Gestaltung eines langfristigen Krankheitsmanagements beteiligt. Die Adhärenz ist wichtig für eine erfolgreiche Behandlung, zumindest in der Anfangszeit einer Erkrankung. Jedoch ist das genaue Einhalten von Medikamentenverordnungen im Lebensalltag für die Betroffenen mit unterschiedlichsten Schwierigkeiten und Herausforderungen verbunden, denen sie nicht immer adäquat begegnen können oder auch wollen.

Die Gründe für die schlechte Medikamenteneinnahme sind oft multifaktoriell. Sie kann beabsichtigt oder unbeabsichtigt sein. Die absichtliche Nichteinhaltung ist ein aktiver Prozess, bei dem Patienten sich dafür entscheiden, vom Behandlungsschema abzuweichen, und erfolgt ebenfalls aus ganz unterschiedlichen Gründen. Zum Beispiel wollen sie die Nebenwirkungen nicht mehr ertragen, entscheiden sich gegen eine medikamentöse Therapie, nicht zuletzt aufgrund mangelnder Wirksamkeit, und wollen alternative Maßnahmen zur Genesung einsetzen oder fühlten sich bei der Entscheidung zur Medikamenteneinnahme von den Fachpersonen unter Druck gesetzt. Dies kann ein rationaler Entscheidungsprozess sein, bei dem die Person das Risiko und den Nutzen der Behandlung gegen alle negativen Auswirkungen abwägt. Unbeabsichtigte Nichteinhaltung ist ein passiver Prozess, bei dem Patienten zu unvorsichtig oder vergesslich sein können, um sich an das Behandlungsschema zu halten.

Faktoren für eine geringe Adhärenz können auch aufseiten der Behandler betrachtet werden. Ihnen ist es nicht gelungen, ein partnerschaftliches Verhältnis zum Patienten aufzubauen und eine Atmosphäre zu schaffen, in der das Behandlungsschema gemeinsam ausgehandelt, Alternativen besprochen und eine konstante Betreuung geplant wurden.

Bislang haben Interventionen, die auf die Medikamentenadhärenz abzielen, nur bescheidene Erfolge erreicht. Im Allgemeinen sind isolierte Methoden weniger erfolgreich als eine Kombination verschiedener Maßnahmen, da die Gründe für die Nichteinhaltung sehr unterschiedlich sind und aus einem komplexen psychosozialen Geflecht resultieren können (Haynes u. a. 2008). Hilfreich sind:

- die Anzahl der täglichen Dosen von Medikamenten zu reduzieren,
- Motivationsstrategien anzuwenden, die der Haltung der Betroffenen entsprechen,
- eine Atmosphäre zu schaffen, in der sich die Patientinnen und Patienten in der Lage fühlen, die Adhärenzprobleme anzusprechen,
- Medikamente in speziellen Behältern (Pillenschachteln) einzuteilen,
- eine bequeme Versorgung zu gewährleisten, das heißt, ein möglichst einfaches Schema zu verwenden,
- die soziale Unterstützung zu fördern durch Einbeziehung der Angehörigen in die Behandlung,
- die Überprüfung der Medikamentenabgabe und -einnahme durch zum Beispiel aufsuchende Pflege zu gewährleisten.

Eine Kombination dieser Interventionen hat sich als förderlich erwiesen und sowohl die Einhaltung als auch die Ergebnisse verbessert (Jimmy & Jose 2011).

PARTIZIPATIVE ENTSCHEIDUNGSFINDUNG Der kooperative Umgang mit den Patienten und ihren Wünschen ist für die Förderung der Medikamentenadhärenz unerlässlich und sollte immer Basis jeglicher Therapie sein. Als Grundlage dient die partizipative Entscheidungsfindung (»shared decision making«), die durch einen gemeinsamen und partnerschaftlichen Entscheidungsfindungsprozess bei der Auswahl von für den Patienten möglichst optimal passenden therapeutischen oder weiteren gesundheitsbezogenen Maßnahmen gekennzeichnet ist. Die Umsetzung erfolgt in einem klar erkennbaren Ablauf mit aufeinander aufbauenden Handlungsschritten. Die Fachpersonen stellen sämtliche notwendigen medizinischen Informationen zur Verfügung und Patienten informieren über ihre Präferenzen und persönlichen Lebensumstände (Werte, Bedürfnisse, Ziele), die für die gesundheitsbezogene Entscheidung von Relevanz sein können.

Der Entscheidungsprozess beginnt mit dem Angebot einer partnerschaftlichen Zusammenarbeit beider Partner. Anschließend erfolgt die Beschreibung der unterschiedlichen Behandlungsmöglichkeiten mit ihren jeweiligen Vor- und Nachteilen. Der Patient wird daraufhin zu seinem Verständnis der Informationen sowie nach seinen Erwartungen und Befürchtungen hinsichtlich der Entscheidung befragt. Im Anschluss werden die unterschiedlichen Präferenzen ermittelt, es erfolgt ein Abwägen der Behandlungsalternativen und schlussendlich wird ein Plan zur Umsetzung der gewählten Behandlung beschlossen.

UNTERSTÜTZUNG Die medikamentöse Beratung kann durch detaillierte schriftliche Informationen über Medikamente ergänzt werden. Prägnante schriftliche Anweisungen wie Medikamentenkalender oder -zeitpläne, die die Zeit für die Einnahme angeben, Medikamentenkarten, Arzneimitteltabellen, medizinische Informationsblätter oder spezielle Verpackungen wie Pillenschachteln und spezielle Behälter mit

Angabe der Dosiszeit oder sonstiges schriftliches Material, in einer Plastik- oder Laminatfolie enthalten, helfen auch bei der Einnahme, besonders älteren Menschen, die es schwierig finden, viele der Informationen, die während der Medikationsberatung zur Verfügung gestellt werden, zu verstehen. In den vergangenen Jahren wurden zudem elektronische Unterstützungssysteme entwickelt, welche die Einnahme von Medikamenten aufzeichnen und teilweise mit Alarmsignalen arbeiten, um die Patienten an die Einnahme der Medikamente zu erinnern. Die Aufzeichnungen sollten regelmäßig mit den Patienten besprochen werden, um die Abweichungen zu minimieren.

Besondere Beachtung muss den Ängsten und Sorgen der Patienten bezüglich unerwünschter Arzneimittelwirkungen geschenkt werden. Diese Befürchtungen sind ernst zu nehmen, müssen regelmäßig erfragt werden und können dadurch gemildert werden, dass Patienten über häufige Nebenwirkungen der von ihnen eingenommenen Medikamente wiederkehrend aufgeklärt werden und man mit ihnen bespricht, wie eine unerwünschte Nebenwirkung möglichst vermieden werden kann und was sie tun können oder sollten, falls Nebenwirkungen erkannt werden. >Ängste, Seiten 24 f., 45, 54 f.

Die Patienten sollten dabei unterstützt werden, die Medikamenteneinnahme in den Alltag zu integrieren, was unerlässlich ist bei komplexen Medikamentenregimes, etwa bei multimorbiden älteren Menschen. Dies umfasst das Organisieren und Richten der Medikamente ebenso wie das Entwickeln von Routinen und Erinnerungsstrategien für die Medikamenteneinnahme.

KONTINUITÄT Die Überprüfung der Medikamentenadhärenz sollte ein Kriterium bei der Planung der Nachsorge der Patienten sein, die sowohl von den Eigenschaften der Patienten als auch von den Eigenschaften des Medikaments abhängig sein kann. Die Wirksamkeit der verwendeten Medikamente ist fortwährend zu überprüfen. Die beste

Methode zur Messung der Adhärenz ist die Selbsteinschätzung durch die Patienten. Schwierigkeiten im Zusammenhang mit der Einhaltung und daraus resultierende Probleme sind direkt anzusprechen und anzugehen. Die Einbeziehung der Patienten in die Entscheidungs- und Lösungsfindung ist für die Verbesserung der Medikamenteneinnahme und zur Stabilisierung der Beziehung unerlässlich. Es ist ebenfalls notwendig, die Ursachen für die Nichteinhaltung der Medikamenteneinnahme herauszufinden und zu besprechen, um eine geeignete Interventionsstrategie festzulegen. > Psychoedukation, Seiten 55, 122, 126

Einer der Hauptgründe für fehlende Adhärenz ist, dass Patienten vergessen, ihre Medikamente einzunehmen. Vergesslichkeit kann durch Erinnerungen von außen, das heißt durch Briefe, Telefonanrufe, E-Mails, SMS oder andere Hinweisalarme behoben werden. Die Einbeziehung von Familie und Vertrauenspersonen ist eine zusätzliche Möglichkeit, die Nichteinnahme aufgrund von Vergesslichkeit zu verhindern.

MEDIKAMENTENTRAINING In einem speziellen Medikamententraining können Patienten geschult werden, ihre Medikamente selbstständig zu richten und einzunehmen. Gleichzeitig können sie ihr Wissen erweitern bzw. aufbauen, indem sie gezielte Informationen von der Fachperson erhalten. Das Ziel des Medikamententrainings ist sowohl die Sensibilisierung für die Wichtigkeit einer regelmäßigen, konstanten Medikamenteneinnahme als auch die Selbstbefähigung durch ein Medikamentenmanagement. Dieses beinhaltet unter anderem folgende Bausteine (Nieuwlaat u. a. 2014):

- Wissensvermittlung in Bezug auf die Medikamente, deren Wirkungen und unerwünschte Arzneimittelwirkungen,
- Wissensvermittlung in Bezug auf Ernährung und Bewegung,
- Einbeziehung der Betroffenen bei der aktuellen Verordnung mit differenzierter Information über das Medikament,

- Aufgeschlossenheit der Fachpersonen für Rückfragen,
- gemeinsames Richten der Medikamente, Medikamentenausgabe, Medikamenteneinnahme,
- gezieltes Nachfragen zu Wirkungseintritt und Verträglichkeit,
- nachstationäre Beschaffung und Alltagsintegration der Medikamente.

Der Prozess des Medikamentenmanagements zeigt, dass Betroffene unterstützt werden müssen, um die Selbstständigkeit zu erhalten beziehungsweise wiederzugewinnen. Dieser Prozess sollte getragen sein von einer partizipativen Entscheidungsfindung.

Die partizipative Entscheidungsfindung, bei der gemeinsam mit Patienten Informationen ausgetauscht, verschiedene Behandlungsoptionen diskutiert und partnerschaftlich Entscheidungen gefällt werden, ist die optimale Voraussetzung für eine Medikamentenadhärenz.

Aktive Beziehungsgestaltung und Kooperation

Die Sicherstellung der somatischen Gesundheit von psychisch kranken Menschen ist herausfordernd und vielschichtig. Neben den verschiedenen krankheitsspezifischen Interventionen gehören auch Handlungsmöglichkeiten für die tägliche Praxis oder wünschenswerte längerfristige Veränderungen in der Versorgung dazu.

Eine vertrauensvolle Beziehung ist Grundlage für jeden Behandlungserfolg. Eine gute Beziehung ist die Voraussetzung für die Wirkung jeglicher Intervention und trägt damit fundamental zur Gesundung bei. Die Transparenz im Behandlungsteam und die Intensivierung der multiprofessionellen Zusammenarbeit sind von hoher Relevanz und müssen gefördert werden. Aber auch Maßnahmen auf politischer und gesundheitspolitischer Ebene, wie die Sensibilisierung für das Thema, die Wissensvermittlung oder Anwendung und Erweiterung von Kompetenzen, müssen weiterentwickelt werden.

Beziehungskompetenz

Das Kerngeschäft der professionellen Behandlerinnen und Behandler besteht in der Verantwortungsübernahme für den Behandlungsprozess. In der Berufsgruppe der Pflege zeichnet sich die eigenverantwortliche Umsetzung des Pflegeprozesses sowohl durch eine professionelle Beziehungsgestaltung als auch durch Kritisches Denken aus.

Das Ziel des Pflegeprozesses ist die Herstellung einer tragfähigen professionellen Beziehung zu den Patientinnen und Patienten sowie deren Angehörigen. Wichtige Merkmale einer professionellen Beziehung aus Patientensicht sind Vertrauen, Einfühlungsvermögen, Sympathie, genügend Zeit, ein lösungsorientiertes Vorgehen sowie ein respektvoller Umgang (Hermer & Röhrle 2008).

Professionelle Pflege beruht auf einer Beziehung zwischen betreuten Menschen sowie deren Angehörigen und Pflegefachpersonen, die wiederum geprägt wird durch Zuwendung, Einfühlsamkeit und Anteilnahme. Die Beziehung ermöglicht die volle Entfaltung von Ressourcen der Beteiligten, das Zulassen der zur Pflege nötigen Nähe und das Festlegen gemeinsamer Ziele (Spichiger u. a. 2006).

Eine so gestaltete, kongruente Beziehungspflege oder Zuwendung, wie sie hier umschrieben wird, kann als »Beziehungskompetenz« bezeichnet werden. Die Beziehungskompetenz zeichnet sich aus durch einzelne Fähigkeiten und Fertigkeiten der Pflegenden, wie sie im Konzept »Caring« umschrieben wird. Diese beinhalten:

- sichtbar, erreichbar und präsent sein für die Patienten auch ohne direkten Handlungsauftrag,
- bewusstes Wahrnehmen und Ansprechen interpersonaler Aspekte.
- aktives Zuhören zum richtigen Zeitpunkt durch einfühlendes Verstehen, durch Echtheit und emotionale Wertschätzung dem Patienten gegenüber,
- mit einer professionellen Nähe und der erforderlichen Distanz um einen anderen Menschen sorgen.

Beziehungskompetenz gemäß Caring bedeutet eine Begegnung mit Patienten auf Augenhöhe, mit gegenseitigem Engagement, mit Verantwortungsübernahme und mit den entsprechenden Verpflichtungen. Wenn Patienten Caring erfahren, fühlen sie sich als Person wahrgenommen, erleben eine vertrauensvolle Beziehung und fühlen sich bestärkt und sicher.

Beziehungen sind der Kern jeder therapeutischen Arbeit. Sie sind vielschichtig, zerbrechlich und anspruchsvoll. Können wirkliches Einfühlungsvermögen, Respekt und Achtung aufgebaut werden, entsteht ein Nutzen für die Patienten und Fachpersonen. Diese Voraussetzung ist nötig, um sämtliche Anforderungen gemeinsam bewältigen zu können.

Das Vertrauen von Patientinnen und Patienten gewinnen Fachpersonen nur auf einem Weg: Sie müssen mit ihnen in Beziehung sein, sich für sie interessieren, mehr Fragen stellen als Antworten geben und vor allem zuhören können.

FÖRDERUNG DES SELBSTMANAGEMENTS Das Selbstmanagement der Patienten ist während des gesamten Prozesses zu fördern und umfassend in die Behandlung einzubeziehen. Patienten sollten kontinuierlich dafür sensibilisiert werden, dass körperliche Erkrankungen bei psychischen Störungen häufig vorkommen und auch einer gleichberechtigten Behandlung, Betreuung und Pflege bedürfen.

Schutzfaktoren tragen zur Verbesserung und zum Erhalt von Wohlbefinden und Lebensqualität bei, indem sie die Wirkung von Risikofaktoren vermindern. Entsprechend ist es wichtig, Patienten in der Beobachtung bzw. Wahrnehmung des eigenen Körpers zu unterstützen, um mögliche Frühwarnzeichen selbstständig erkennen zu können. > Psychoedukation, Seiten 55, 118, 126

Die Förderung des Selbstmanagements bedeutet entsprechend, Patienten bei der Erhaltung der verbliebenen Gesundheit zu unterstützen und dazu beizutragen, die Gesundheit zu fördern, Verschlechterungen vorzubeugen sowie Krisen oder vorzeitige Abwärtsentwicklungen zu vermeiden und mit all dem zur Aufrechterhaltung der eigenverantwortlichen Lebensgestaltung und der gesellschaftlichen Teilnahme zu befähigen (Haslbeck & Schaeffer 2007). Damit dies alles gelingt, liegt der Fokus im Erfassen, Mobilisieren und Stärken der vorhandenen Ressourcen, die die Menschen mitbringen. Es gilt, zu fragen, wie Patienten mit ihrer Erkrankung, den krankheits- und therapiebedingten Symptomen, der Behandlung, der aktuellen Situation, möglichen Änderungen im Lebensstil zugunsten einer bestmöglichen Lebensqualität und den Zukunftsperspektiven umgehen. Weiter ist es wichtig, zu erfragen, wie sie die verschiedenen somatischen, psychischen und sozialen Auswirkungen der Erkrankung und ihrer Behandlung in den familiären und beruflichen Alltag integrieren.

Selbstmanagement umfasst alle Aktivitäten und persönliche Strategien einer Person, ihrer Erkrankung zu begegnen, um deren negative Folgen zu minimieren. Die wichtigsten Selbstmanagementfähigkeiten sind Motivation zur Veränderung, Selbstbeobachtung, aktives und passives Coping, Selbstwirksamkeit, Selbstverbalisation, Hoffnung und soziale Unterstützung.

ASSESSMENTS Ein standardisiertes Assessment ist ein guter Ausgangspunkt für die Datenerhebung, da durch das geregelte Prozedere keine wichtigen Informationen verloren gehen. Außerdem erhält der Benutzende Informationen darüber, welche Daten in welchem Ausmaß erhoben werden müssen. Das umfassende Assessment bietet eine gute Basis für die Diagnostik, da Probleme aus unterschiedlichen Bereichen identifiziert werden. Das pflegerische Basisassessment dient zur Informationssammlung und bildet die Grundlage für die pflegerische Zusammenarbeit mit den Patienten. Anhand des Basisassessment-Instruments werden biologische, psychosoziale, psychische und geistige Informationen gesammelt, strukturiert, analysiert und dokumentiert. Mögliche Instrumente sind: SEFV (Systematische Einschätzung der Funktionalen Verhaltensmuster) oder ePA-PsyC (Basisassessment für die Psychiatrische Pflege).

Die Benutzung ergänzender somatischer Assessmentinstrumente bei chronisch psychisch kranken Menschen wie GEPSY (Bänziger u. a. 2016) können ebenfalls wertvolle Informationen liefern.

Die Verwendung von Assessmentinstrumenten für häufige körperliche Erkrankungen bei psychiatrischen Patienten ist bislang noch kaum untersucht worden, weshalb es bisher nicht möglich ist, einzelne Tests zu empfehlen (Baker u. a. 2009). Dies ist eine der zukünftigen Herausforderungen für die Forschung, die von Fachpersonen der somatischen Medizin gemeinsam mit denen der psychiatrischen Versorgung durchgeführt werden muss.

CLINICAL-ASSESSMENT »Clinical Assessment« bezeichnet ein Vorgehen zur strukturierten-professionellen Einschätzung des Gesundheitszustandes eines Menschen durch eine gezielte und systematische Befragung und eine gezielte und systematische körperliche Untersuchung durch Inspektion (Betrachtung des Körpers), Prüfung der Vitalzeichen (Blutdruck, Pulsfrequenz, Atemfrequenz, Körpertemperatur, Bewusstseinszustand), Palpation (die Untersuchung des Körpers durch Betasten), Perkussion (Abklopfen der Körperoberfläche), Auskultation (das Abhören des Körpers, typischerweise mit dem Stethoskop).

Die einzelnen Schritte zum Erheben eines Clinical-Assessments sind:

1. Systematisches Erheben einer Anamnese und Dokumentation
2. Systematische Körperuntersuchung und Dokumentation
3. Interpretation und Reflexion aller erhobenen anamnestischen und untersuchungsmäßigen Befunde
4. Klinische Einschätzung der gesamten Situation
5. Beurteilung der Dringlichkeit von medizinischen und pflegerischen Interventionen: Notfall oder nicht?
6. In korrekter Fachsprache an Ärzte und interdisziplinäres Team weiterleiten
7. Pflege- bzw. Behandlungsplanung erstellen

Ein Clinical-Assessment kann nicht jede Pflegefachperson durchführen. Durch eine Fortbildung kann jedoch dieses Wissen angeeignet werden. Pflegefachpersonen mit akademischer Ausbildung auf Masterniveau, die nach Advanced Nursing Practice (ANP) oder Nurse Practitioners (NP) ausgebildet sind, bringen diese Kompetenzen mit.

DOKUMENTATION VON RISIKOFAKTOREN Risikofaktoren sind unspezifische Symptome, die Ausdruck verschiedenster Störungen sein können. Je stärker ausgeprägt und je zahlreicher diese Risikofaktoren kumuliert auftreten, desto höher sind sie zu gewichten. Sie lassen sich einfach messen und kontrollieren. Sind die Risikofaktoren bekannt, kann ihnen vorgebeugt werden. Die Faktoren sind:

- Müdigkeit und Erschöpfung,
- anhaltender Stress,
- Schlafstörungen,
- Appetit bzw. Appetitlosigkeit,
- Fehl-, Mangelernährung und Gewichtsveränderungen,
- Fieber, Schwitzen und Durst,
- Schwindel,
- Schmerzen,
- sozialer Rückzug,
- Rauchen, Alkohol- und Drogenkonsum.

Grundsätzlich ist es die Aufgabe aller Fachpersonen in der psychiatrischen Versorgung, diesen bekannten Risikofaktoren vermehrt Aufmerksamkeit zu schenken, denn diese Risikofaktoren können sowohl Symptome einer psychischen als auch einer somatischen Krankheit darstellen. Beispielsweise sollten Pflegefachpersonen diese Faktoren in die gemeinsam mit dem Patienten erarbeitete Pflegeplanung integrieren. Nur so werden auch gezielte Interventionen plan- und durchführbar.

RICHTLINIEN UND STANDARDS Gerade im Bereich der Pflege existieren für eine evidenzbasierte Pflegeplanung verschiedene Standards und Richtlinien. Der Einbezug dieser Richtlinien und Standards ermöglicht die Pflege und Behandlung nach neuesten wissenschaftlichen Erkenntnissen wie den »Nationalen Standards zum Schmerzmanagement« oder zum Ernährungsmanagement. Fokussieren diese nicht auf die Zielgruppe von Menschen mit psychischen Erkrankungen, müssen sie im Einzelnen entsprechend für die Praxis adaptiert werden.

EDUKATIONSPROGRAMME Die Psychoedukation ist im Bereich der Psychiatrie weit verbreitet. Dadurch soll den Patienten und ihren Angehörigen geholfen werden, die wichtigsten Informationen über die Erkrankung und die erforderlichen Behandlungsmaßnahmen zu begreifen und nachvollziehen zu können. Das Verstehenkönnen der eigenen Erkrankung ist die Grundvoraussetzung für den selbstverantwortlichen Umgang mit ihr und für ihre erfolgreiche Bewältigung.

Solche Edukationsprogramme sollten zukünftig auch für somatische Erkrankungen in Zusammenhang mit psychischen Erkrankungen entwickelt werden und verpflichtend sein. Ihre Effektivität müsste dann forschungsbegleitend laufend überprüft werden.

INANSPRUCHNAHME VON HILFE Damit Patienten die Überzeugung entwickeln können, auch schwierige Situationen und Herausforderungen aus eigener Kraft erfolgreich bewältigen zu können, müssen sie sich selbstständig über ihre Erkrankung und über mögliche Komorbiditäten informieren können. Im Sinne von Empowerment geht es darum, dass sie ihre Angelegenheiten selbst in die Hand nehmen, indem sie sich ihrer Fähigkeiten bewusst werden, eigene Kräfte entwickeln und ihre individuellen Ressourcen für eine selbstbestimmte Lebensführung nutzen lernen. Hierfür ist es wichtig, dass sie Zugang haben zu den gängigen Medien wie Internet, Mobiltelefon (zum Herunterladen von Apps), Büchern, Broschüren mit Patienteninformationen oder Listen mit Anlaufstellen und Selbsthilfegruppen für Betroffene. Dies kann durch die Bereithaltung einer Bibliothek oder einfach mittels Prospektständer geschehen.

Zur Wissensvermittlung gehören Informationen über Angebote von Selbsthilfegruppen und generell über Edukationsprogramme. Gerade Selbsthilfegruppen sind zu verschiedensten Themen (etwa Schlafstörungen, Adipositas und natürlich zu allen psychischen Erkrankungen) in allen deutschsprachigen Ländern gut organisiert: www.selbsthilfeschweiz.ch/shch/de.html; www.nakos.de/informationen/fachwissen/deutschland/; www.bvshoe.at/.

KRITISCHES DENKEN Kritisches Denken (»critical thinking«) beschränkt sich nicht nur auf die Beantwortung von Fragen, sondern hinterfragt auch die Antworten. Um kritisch denken zu können, benötigt es eine gewisse Bandbreite unterschiedlicher Gedankencharakteristika (kreatives, reflektiertes und analytisches Denken). Weiter erfordert es spezifische Fähigkeiten wie die Kunst des Hinterfragens, des Testens und der Beurteilung. Kritisches Denken ist definiert als der mentale Prozess der aktiven und kompetenten Wahrnehmung, Analyse, Synthese und Bewertung der gesammelten Informationen durch Beobachtung, Erfahrung und Kommunikation, der zu einer Handlungsentscheidung führt.

Kritisches Denken ist ein aktiver, organisierter kognitiver Prozess, der das eigene Denken überprüfen soll. Pflegende sollen Entscheidungen treffen, reflektieren und nichts als einfach »gegeben« hinnehmen. Pflegende wenden dann kritisches Denken an, wenn sie beginnen sich zu fragen: Warum? Was sonst noch? Warum nicht?

Ein gutes Beispiel dafür ist der Umgang mit Müdigkeit: Warum sagen wir, dass Müdigkeit einfach ein Leitsymptom der Depression ist? Was gäbe es sonst noch für andere Erkrankungen, die Müdigkeit als

Symptom nach sich ziehen? Warum sollte nicht einmal die Schilddrüsenfunktion überprüft werden oder der Blutzucker etc.?

Ziel des kritischen Denkens ist die vertiefte Reflexion, was geplant und getan wird und werden sollte. Es ist eine Kompetenz, die entwickelt werden muss. Unter anderem bei der Durchführung von Fallbesprechungen kann kritisches Denken gefördert werden.

Pflegefachpersonen, die kritisch denken, zeichnen sich unter anderem durch Kreativität, Selbstvertrauen, Flexibilität, Neugier, Intuition, Offenheit und Beharrlichkeit aus.

Kooperation im Behandlungsteam

Integrative Behandlungs- und Präventionsstrategien, zum Beispiel spezifische psychoedukative Programme, könnten sich als effektiv herausstellen (Kreiner u.a. 2012), denn die Identifizierung von Risikofaktoren für die erhöhte somatische Komorbidität ist wichtig. Bezüglich der Behandlung von Menschen mit psychischen Erkrankungen ist zu berücksichtigen, dass somatische Komorbiditäten auch einen Einfluss auf die Krankenhausaufenthaltsdauer haben können (Frick & Frick 2010).

Das biopsychosoziale Modell von Krankheit und Gesundheit gilt als integraler Erklärungsansatz für psychische Störungen und ihre Behandlungen. Für die Praxis bedeutet dies die Möglichkeit, sowohl in der Diagnostik als auch der Therapie die biologischen Aspekte (die somatischen Erkrankungen), die psychischen Dimensionen (Denken, Fühlen, Handeln) und die sozialen wie ökologischen Lebenswelten des Menschen parallel zu erfassen und auch parallel zu nutzen. Bei genauer Betrachtungsweise stellt sich allerdings heraus, dass im Bereich Psychiatrie der somatische Anteil meist weniger gewichtet wird, respektive als gleichberechtigt betrachtet wird. Dementsprechend ist es sinnvoll und notwendig, Maßnahmen zu ergreifen, um einerseits die wichtigsten Maßnahmen in einen umfassenden Pflegeprozess zu integrieren und andererseits die Transparenz im gesamten Behandlungsteam (stationär, ambulant, teilstationär etc.) sicherzustellen.

Gesundheitliche Problemlagen lassen sich nach dem biopsychosozialen Erklärungsmodell den physiologischen, psychischen und sozialen Bereichen zuordnen, die miteinander interagieren und ineinander verwoben sind. Entsprechend ist eine zentrale Maßnahme im Bereich der Psychiatrie, endlich aufzuhören, in Kategorien wie Entweder-oder zu denken oder zu handeln. Daher sollten somatische Beschwerden ernst genommen und dürfen nicht ausschließlich der psychischen Erkrankung zugeordnet werden. Somit ist es sinnvoll, die gesundheitliche Situation, Veränderungen im Verhalten bezüglich der Ernährung, der Bewegung und des Konsums bezüglich Rauchen oder Trinken mit dem Patienten fortlaufend zu thematisieren. Dies sollte auch bei wiederholten Aufenthalten in psychiatrischen Kliniken oder lang andauernden Behandlungen nicht vergessen werden.

Das Ansprechen und Wissen um die gesundheitliche Situation sind wichtige Voraussetzungen, um theoriegeleitete und evidenzbasierte präventive Maßnahmen zu planen. Ein weiterer Vorteil besteht darin, dass diese Maßnahmen in den Rahmen von Recovery eingebettet werden sollten, um dem Patienten durch ihre fortlaufende Thematisierung zu verstehen zu geben, dass Veränderung grundsätzlich immer möglich ist. Konkret heißt dies, dass bei allen Sitzungen, Rapporten oder Behandlungsplanungen die somatische Situation zu thematisieren und mögliche oder notwendige Ziele und Interventionen zu formulieren sind.

VERANTWORTUNG FÜR DEN PATIENTEN Alle Gesundheitsfachpersonen sollten die vollumfängliche Verantwortung für die psychische und somatische Gesundheit ihrer Patienten übernehmen, unabhängig davon, in welchem Setting (Somatik, Psychiatrie) sie arbeiten. Argumente wie »Da sind wir nicht zuständig«, »Das geht uns nichts an«, »Ich bin nur für das Soziale zuständig« oder auch »Das können Sie nach der Entlassung mit Ihrem Hausarzt klären« sollten endlich der Vergangenheit angehören. Fachpersonen haben den Menschen als ganzheitlich zu betrachten und sind daher auch verpflichtet, sich nicht nur dem biologischen, psychischen oder sozialen Anteil, je nach Setting, zu widmen, wie dies bisher geschieht. Die biologischen, psychischen und soziologischen Faktoren sind in ihrer gegenseitigen Wechselwirkung in der Krankheitsentstehung, -entwicklung und im -verlauf zu erfassen.

ANGEHÖRIGENARBEIT Ein weiteres Element des biopsychosozialen Modells besteht in der Anerkennung der Wichtigkeit sozialer und / oder familialer Beziehungen für den Genesungsverlauf. Angehörigenarbeit ist in der Psychiatrie bereits seit längerer Zeit ein wichtiges und oft kontrovers diskutiertes Thema. So werden zum Beispiel Angehörige nicht in den Pflegeprozess und die Behandlung integriert, wenn die Patienten dies explizit ablehnen. Kennzeichen vieler psychischer Krankheiten ist, dass sie die Beziehungsfähigkeiten vorübergehend oder dauerhaft beeinträchtigen. Es kommt zu Interaktions- und Kommunikationsproblemen, die das Zusammenleben in Familie, Partnerschaft oder am Arbeitsplatz belasten und für Fachleute eine Herausforderung bedeuten. Bei einer Verweigerung des Einbezugs von Angehörigen durch den Patienten müssen die Fachleute aber darauf achten, dass die Angehörigen trotzdem eine Ansprechperson erhalten.

Jedoch ist im Interesse der Patientinnen und Patienten die Arbeit mit Angehörigen (Eltern, Partner, Kinder etc.) entscheidend, weil sie diejenigen sind, die wichtige und relevante Informationen geben können. Stabile Beziehungen und sichere Bindungen im (familiären) Umfeld bedeuten für die Patienten einen wesentlichen Motivations- und Schutzfaktor. Angehörige werden vor allem bei chronisch kranken Menschen im Laufe der Zeit zu Expertinnen und Experten in der Pflege und Betreuung ihrer erkrankten Familienangehörigen. Dieses Erfahrungswissen stellt eine große Ressource auch für die helfenden Institutionen dar. Informationen von Angehörigen zum Krankheitsverlauf sind wertvoll für die Pflege- und Behandlungsplanung. Dementsprechend müssen sie bereits bei Behandlungsbeginn aktiv in die Planung und Umsetzung einbezogen werden.

Diese Angehörigenarbeit sollte koordiniert stattfinden. Neben dem Einbezug in die gesamte Behandlung erfolgt sie durch Beratungen (Telefon, Gespräch, E-Mail, Brief, Informationsmaterialien, Broschüren), Öffentlichkeitsarbeit mittels Abendreferaten, themenzentrierten Angehörigengruppen, Tagungen oder durch bereichsspezifische Standards, Ressortverantwortung, Schulungen, Coaching, Support oder Infotheken.

INTEGRIERTE VERSORGUNG Gerade bei komplexen Behandlungssituationen muss die Zusammenarbeit zwischen den verschiedenen an einer Behandlung beteiligten Gesundheitsfachpersonen und Behandlungseinrichtungen koordiniert werden. Betroffene Personen, Angehörige und Fachpersonen sollten für das Thema »psychisch erkrankte Personen mit gleichzeitig somatischen Erkrankungen« sensibilisiert werden und daraus entsprechende Handlungen ableiten. Entsprechend werden neue Formen von vor- und nachstationären Angeboten benötigt. Beispielsweise handelt es sich bei der poststationären Übergangsbehandlung um eine zeitlich befristete, ambulant aufsuchende Behandlung. Ziel ist es, die im stationären Setting erarbeiteten Hilfestellungen auch im häuslichen Umfeld umzusetzen und in den Alltag zu integrieren. Somit werden gemeinsam mit dem Patienten der nachbetreuenden Stelle sämtliche wichtigen Informationen direkt weitergeleitet (Gebhart u. a. 2013).

MULTIPROFESSIONALITÄT Fachpersonen sowohl somatischer als auch psychiatrischer Ausrichtung sind heute hochgradig spezialisiert. Als Folge der Spezialisierung weisen diese Personen sowohl somatischer als auch psychiatrischer Ausrichtungen vielfach generell ein mangelhaftes Bewusstsein für die ganzheitliche medizinische Versorgung sowie auch ein unzureichendes interdisziplinäres Grundwissen auf.

Das multiprofessionelle Denken und Handeln verschiedener Berufsgruppen und Spezialisten sowohl im psychiatrischen als auch im somatischen Bereich sollte gefördert und in Arbeitsprozessen aktiv betrieben werden. Im Rahmen der fortgeschrittenen Spezialisierung von Ausbildung und Berufspraxis sollten spezifische Kompetenzen ausgebildet werden, die auf die Früherkennung und ganzheitliche medizinische Versorgung der somatischen Komorbidität ausgerichtet sind.

PEERS EINBEZIEHEN Die Wirksamkeit von Genesungsbegleitern oder Peers für die Betreuung und Unterstützung der Patienten wird von der Fachliteratur betont (Davidson u. a. 2012; Utschakowski u. a. 2016). Zusätzlich zur Begleitung von Patientinnen und Patienten wird zunehmend als wichtig erachtet, dass ausgebildete Peers Fachpersonen unterstützend zur Seite stehen und diesen die Patientensicht umfassend vermitteln. Die Vertretung und das Mitspracherecht von Peers in Fachgremien und Koordinationsstellen werden in diesem Zusammenhang als wichtig für die Versorgung von Menschen mit psychischen und somatischen Erkrankungen erachtet. Peers absolvieren eine Ausbildung, um die Fähigkeiten und Kompetenzen für ihre Aufgaben zu erlangen. Somit können sie eine wichtige Rolle im Behandlungsteam einnehmen. Mögliche Aufgabenbereiche sind:

- Einzelberatung und -begleitung von Patienten und Angehörigen,
- Erarbeitung, Leitung, Moderation von Gruppen,

- Einbringen der Betroffenenperspektive in Sitzungen, Fallbesprechungen und Weiterbildungen,
- Mitarbeit bei Konzepten, Leitfäden, in der Forschung.

Peers setzen ihr reflektiertes und persönliches Erleben zur Unterstützung von Betroffenen ein. Sie bereichern die Psychiatrie und lassen mehr Respekt und Würde einfließen. Deswegen sollten sie in allen Bereichen vertreten sein.

ANP UND NP Die Einführung von Personen mit einer Ausbildung in Advanced Nursing Practice (ANP) ermöglicht es, sich auf die somatische Pflege von Menschen mit psychischen Erkrankungen zu konzentrieren. Sie können in den psychiatrischen Diensten für diesbezügliche Belange verantwortlich sein.

Eine ANP-Pflegefachkraft ist eine examinierte Fachperson, die sich durch eine akademische Ausbildung auf Masterniveau Expertenwissen, Fähigkeiten zur Entscheidungsfindung bei hochkomplexen Sachverhalten und klinische Kompetenzen für eine erweiterte pflegerische Praxis angeeignet hat, deren Merkmale durch den Kontext geprägt sind. ANPs sind fähig, in unterschiedlichsten Settings vertiefte und erweiterte Rollen zu übernehmen und diese in eigener Verantwortung im interprofessionellen Team auszuführen.

Nurse Practitioners (NPs) sind an einer Hochschule klinisch ausgebildete Pflegefachpersonen. Sie können ebenfalls anspruchsvolle Aufgaben übernehmen, vor allem bei mehrfach erkrankten Personen mit komplexen Therapieplänen. Für diese vulnerablen Patientengruppen agieren sie proaktiv, um möglichst stabile Versorgungsverläufe zu erreichen, insbesondere um unnötige Klinikaufenthalte zu vermeiden.

ANP- oder NP-Fachleute verfügen über (Hamric u. a. 2013):

- Expertenwissen und Know-how in einem spezifischen Pflegebereich, etwa somatische Pflege von Menschen mit psychischen Erkrankungen,

- die Fähigkeit, andere zu führen, fachlich zu befähigen,
- das Wissen und die Kompetenzen, sich in interdisziplinären und interprofessionellen Teams kooperativ und aktiv zu integrieren,
- solide Kenntnisse wissenschaftlicher Methoden und Fähigkeiten, diese zur Verbesserung der Pflege einzusetzen,
- die Fähigkeit, Konsultationen in komplexen Fällen durchzuführen,
- die Fähigkeit, ethische Entscheidungen zu treffen und diesen Prozess in Teams zu unterstützen,
- Forschungswissen und -kompetenzen, die es ermöglichen, praxisrelevante Fragen forschungsbasiert bearbeiten zu können,
- klinisches Wissen und Erfahrung,
- das Wissen, zu untersuchen und klinisch zu urteilen.

ANP- oder NP-Fachleute sind bestrebt, ihr Fachwissen zu entwickeln, pflegerisch geführte Dienstleistungen und Praktiken in Zusammenarbeit mit anderen Fachleuten zu initiieren, um dem Patienten die bestmögliche Versorgung zu bieten, und zusätzlich Angehörige zu beraten und zu betreuen.

Gesundheitspolitische Empfehlungen

Um eine koordinierte Versorgung für psychische kranke Menschen mit zusätzlicher körperlicher Erkrankung sicherzustellen, benötigt es Maßnahmen auf gesundheitspolitischer Ebene. Handlungsbereiche betreffen die einzelnen Fachpersonen wie auch Patienten und sämtliche Institutionen der Psychiatrie, sei es Kliniken, ambulante Versorgungsstätten, Sozialdienste etc. Aus der Forschung und Theorie ist bekannt, dass die koordinierte Versorgung für diese Patientengruppe wichtig und notwendig ist. Hierfür braucht es Maßnahmen in den Bereichen Wissen, Diagnostik und Behandlung, Versorgungssystem und Struktur.

WISSENSVERMITTLUNG Sowohl Fachpersonen als auch Patienten sind mangelhaft über körperliche Komorbiditäten bei Menschen mit psychischen Erkrankungen informiert. In der Gesellschaft herrscht allgemein ein fehlendes Bewusstsein für die Interaktion von psychischer und körperlicher Gesundheit und Krankheit. Als Folge des mangelhaften Bewusstseins bei der Bevölkerung und der potenziellen Zielgruppe werden Chancen zur Primärprävention und zur Früherkennung verpasst oder zu wenig genutzt.

Die Vermittlung von Wissen über mögliche komorbide psychische und somatische Erkrankungen und damit die Primärprävention und das Selbstmanagement im Diagnose- und Behandlungsprozess gilt es zu stärken. Basiswissen über psychisch-somatische Komorbidität sollte systematisch in Schulen (ab Oberstufe) und am Arbeitsplatz erfolgen. Die direkte Wissensvermittlung sollte sich präventiv auch an Spitäler, Altersheime, Kirchengemeinden, Sportvereine etc. richten. Dieser Wissenstransfer sollte auch altersspezifisch, zum Beispiel in Form von internetbasierten Angeboten wie Coaching-Programmen, spielerischer Wissensvermittlung oder durch Diskussionen und Informationsveranstaltungen gefördert werden.

SENSIBILISIERUNG Experten betonen die Relevanz der systematischen Vermittlung von Grundlagenwissen über psychische und somatische Komorbiditäten in Krankenhäusern, Altenheimen, Pfarreien und Migrantenverbänden. Die Aufgabe liegt darin, Zielgruppen zu erreichen, die aufgrund der bestehenden Herausforderungen oft nur begrenzten Zugang zu einer kombinierten somatisch-psychiatrischen Versorgung haben. In diesem Zusammenhang sollte der Wissenstransfer altersspezifisch gefördert werden, in Form von internetbasierten Angeboten, spielerisch oder durch Diskussionen und Informationsveranstaltungen. Dazu ist es auch hilfreich, neue Medien und Technologien wie Apps und Social Media zu nutzen (De Hert u. a. 2011; von Korff u. a. 2016).

KOMPETENZENERWEITERUNG Der Wissenstransfer umfasst den theoretischen Erwerb und die praktische Anwendung von Kompetenzen, die der Erkennung und Behandlung von somatischen Komorbiditäten förderlich sind. Die fachlichen Kompetenzen sollen während der gesamten Laufbahn, das heißt sowohl in der Ausbildung als auch in der Berufspraxis, trainiert und erweitert werden. Mögliche Handlungsoptionen sind:

- Ausbildung mit Pflichtmodulen zur Multiprofessionalität,
- Konferenzen und Symposien für den multiprofessionellen Wissensaustausch im Allgemeinen,
- gemeinsame Beobachtungen zum Austausch und zur Anwendung von multiprofessionellem Wissen und zur Förderung der multiprofessionellen Zusammenarbeit in der beruflichen Praxis,
- bei den bestehenden Peerausbildungen ist ein Modul zu somatischen Erkrankungen, den häufigsten somatischen Komorbiditäten und den wichtigsten Risikofaktoren einzufügen.

Der theoretische Erwerb und die praktische Anwendung der Kompetenzen zu somatischen Komorbiditäten können auch durch einen gezielten Skillsmix (beschreibt die unterschiedlichen Berufserfahrungen und individuellen Fähigkeiten der Mitarbeitenden) erweitert werden. In diesem Sinne werden Mitarbeitende mit somatischem Hintergrund und entsprechender Ausbildung in der Psychiatrie eingestellt. >Ressourcenorientierung, Seiten 18, 61 f., 92

FORT- UND WEITERBILDUNGEN Weiterbildungen zur multiprofessionellen Kompetenzentwicklung sollten praxisorientiert und auf die Bedürfnisse der beteiligten Spezialisten im Arbeitsalltag ausgerichtet sein. Daher ist es wichtig, bei der (Weiter-)Entwicklung von Lehrveranstaltungen partizipative Methoden einzusetzen, die die Bedürfnisse und Interessen von Experten sowie die Ergebnisse der evidenzbasierten Forschung direkt einbeziehen. Dies ist wichtig, um sowohl die Attraktivität als auch die Legitimität der Ausbildung (etwa auch auf der Führungsebene von Institutionen) zu ermitteln und zu gewährleisten. Debbie ROBSON und Mark HADDAD (2012) haben beispielsweise ein Instrument getestet, das die Einstellung des psychiatrisch tätigen Pflegepersonals zur Betreuung von Patienten mit körperlichen Erkrankungen misst. Der getestete Fragebogen stellt Fragen zur Körperhaltung, zu aktuellen Aufgaben der Gesundheitsförderung und zum Weiterbildungsbedarf. Erste Tests zeigten, dass psychiatrische Pflegekräfte mit somatischer Ausbildung (Zusatzqualifikation) mehr Vertrauen in die adäquate Behandlung von akutem Herzinfarkt und Hypo- und Hyper-Glykämie haben (DE HERT u. a. 2011; FLEISCHHACKER u. a. 2008; MERCER u. a. 2012; VAN DEN BRINK u. a. 2014).

HAUSARZTMODELL Nach wie vor stehen in manchen psychiatrischen Kliniken keine eigenen Internisten zur Verfügung. Somatische Fragestellungen werden somit an Konsiliardienste weitergeleitet. Die Schwäche dieser Art der somatischen Versorgung liegt im Wesentlichen in der Bestimmung der Dringlichkeit zur Aufbietung des konsiliarisch tätigen Internisten. Aus diesen Gründen werden somatisch akut erkrankte psychiatrische Patienten oft auch frühzeitig ins nahe gelegene Akutspital verlegt. Diesen Umständen könnte durch ein Hausarztmodell Abhilfe geschaffen werden.

Hausärzten wird eine Schlüsselrolle in Bezug auf den Zugang zu Menschen mit psychischen Erkrankungen, die Zuweisung und Nachbehandlung sowie insgesamt die Gewährleistung einer koordinierten Versorgung zugeschrieben. Eine hausärztliche Praxis kann direkt in einer Klinik eingerichtet sein und somit eine enge Zusammenarbeit mit den Psychiatern ermöglichen. Das Fachpersonal kann den Patienten ein breites Feld an Vorsorge- und Behandlungsmöglichkeiten sowie Diagnostik anbieten.

GESUNDHEITSMANAGER Der Einsatz von Gesundheits- und Präventionsmanagern ermöglicht es, professionelle Unterstützung in gesundheitsfördernden Maßnahmen zu erhalten. Sie vermitteln verhaltenstherapeutische Techniken und praktische Anwendungen, um die Selbstwirksamkeit zu stärken, Motivation aufzubauen, individuelle Aktionen zu planen und mit Rückschlägen umgehen zu können. Sie haben Kompetenzen, um gemeinsam mit Betroffenen, Experten und Institutionen Interventionen der Prävention und Gesundheitsförderung gezielt zu planen, zu steuern und zu überwachen.

Gesundheits- und Präventionsmanager vermitteln das nötige Wissen und die nötigen Fähigkeiten für eine erfolgreiche und nachhaltige Lebensstiländerung in den Bereichen Ernährung, Bewegung und Stressbewältigung. Sie sind geeignet für Patienten mit beispielsweise kardiovaskulären Erkrankungen, Diabetes, Suchterkrankungen oder auch für solche, die Änderungen in der Ernährung und Bewegung, Verbesserungen des Schlafs oder der Entspannung erzielen wollen.

FORSCHUNGSFÖRDERUNG Somatische Komorbiditäten bei Menschen mit psychischen Erkrankungen sind weiterhin ungenügend wissenschaftlich beforscht. Es besteht ein dringender Bedarf an der Förderung von Grundlagenforschung (FLEISCHHACKER u. a. 2008). Ebenfalls Bedarf besteht im Bereich der Pflegeforschung bezüglich Umgang mit sowie Betreuung und Prävention von somatischen Komorbiditäten in der Psychiatrie, außerdem die Erarbeitung spezifischer Richtlinien und Standards für verschiedene Zielgruppen.

WIRKSAMKEIT Es besteht darüber hinaus Bedarf an einer umfassenden und vergleichenden Bewertung bestehender Angebote und Methoden, die eine kombinierte psychiatrisch-somatische Versorgung gewährleisten, beispielsweise Konsiliar- und Liaisondienste in psychiatrischen Kliniken, Arbeitsgruppen für den multiprofessionellen Wissensaustausch oder den interdisziplinären Wissensaustausch innerhalb von und zwischen Institutionen (VAN DEN BRINK u. a. 2014).

Die oben genannten gesundheitspolitischen Empfehlungen sind nicht nur wichtig für eine koordinierte Versorgung, sondern sie helfen auch gegen Stigmatisierung und Diskriminierung von Menschen mit psychischen und somatischen Erkrankungen. Werden diese Maßnahmen umgesetzt, so erhalten die Betroffenen dieselben Behandlungsmöglichkeiten wie Menschen ohne psychiatrische Diagnose.

Schlussbemerkungen

Das psychische und das körperliche Wohlbefinden stehen in einer komplexen Wechselbeziehung. So zeigen die Kapitel dieses Buches, dass einerseits die somatischen Erkrankungen bei Menschen mit vorhandenen psychischen Beeinträchtigungen oft von den Betroffenen selbst wie auch von den Behandlern nicht oder erst spät erkannt werden und dass andererseits die Maßnahmen zur Besserung der somatischen Situation bei Menschen mit psychischen Beeinträchtigungen vor erhebliche Herausforderungen stellen.

Menschen mit sowohl psychischen als auch somatischen Erkrankungen haben denselben Anspruch wie alle anderen auch. Sie haben das Recht auf eine fachlich kompetente und zugewandte Pflege, Betreuung und Behandlung. Dementsprechend sollten auch die Behandlungskonzepte die Wechselbeziehung zwischen körperlichen und psychischen Erkrankungen berücksichtigen.

Fachpersonen stehen im Alltag immer wieder vor der schwierigen Aufgabe, herausfinden zu müssen, ob ein körperliches Empfinden eine psychische »Ursache« hat oder ob es sich doch eher um eine körperliche Krankheit handeln könnte. Für diese Ursachensuche hat es sich bewährt, die betroffene Person bewusst in den Mittelpunkt zu stellen, ihre Wahrnehmungen, Befürchtungen und Ängste zu erfassen und ernst zu nehmen sowie die Symptomatik nicht vorschnell der psychischen Erkrankung zuzuschreiben. Auch ist es hilfreich, die pflegenden Angehörigen grundsätzlich in die Behandlung und Pflege der Betroffenen einzubinden. Oftmals verfügen sie über einen anderen Einblick in die Situation und haben dank ihrer langjährigen persönlichen Expertise wertvolle Informationen.

Eine bestehende, über viele Jahre und über vielleicht mehrere stationäre Aufenthalte oder über eine längere ambulante Anbindung gewachsene Beziehung zwischen den professionellen Behandlern und den Betroffenen hilft, Symptome zu interpretieren bzw. zu erkennen, die die Betroffenen selbst noch gar nicht wahrgenommen haben. Vorhandene Risikofaktoren wie mangelnde Bewegung, Fehlernährung, Rauch- und Trinkgewohnheiten etc., die für das Auftreten und den Verlauf vieler in diesem Buch beschriebenen Erkrankungen entscheidend sind, können in Gesprächen gemeinsam thematisiert und präventive Maßnahmen können daraus abgeleitet werden.

Eine wohlwollende, nicht wertende Haltung seitens der professionellen Behandlerinnen und Behandler unterstützt die Betroffenen in schwierigen Phasen, in denen eine Veränderung des Lebensstils unmöglich erscheint. Auftretende Verunsicherungen und Ambivalenzen der Betroffenen können dadurch besser als häufige und somit normale Begleiterscheinung einer chronischen Erkrankung von allen Beteiligten akzeptiert werden.

Die Unterscheidung in somatische und psychische Erkrankungen kann im Einzelfall durchaus sinnvoll sein. Die Behandlung somatischer Erkrankungen bei Menschen mit psychischen Problemen erfordert aber stets eine integrative Herangehensweise, in der beide Aspekte berücksichtigt werden.

Das Ziel jeglicher Behandlung, Pflege und Betreuung von Menschen mit psychischen (Grund-)Erkrankungen sollte nebst der Behandlung der Krankheitsauswirkungen immer die Sicherung oder Wiederherstellung der größtmöglichen Lebensqualität der Betroffenen sein.

Literatur

Ärztliches Zentrum für Qualität in der Medizin (2014): Nationale Versorgungsleitlinie: Therapie des Typ-1 Diabetes, Version 4. Berlin.

Adelborg, K.; Schmidt, M.; Sundboll, J.; Pedersen, L.; Videbech, P.; Bottker, H. E.; Egstrup, K.; Sorensen, H. T. (2016): Mortality risk among heart failure patients with depression. A nationwide population-based cohort study. In: *Journal of the American Heart Association*, 5, 9, e004137.

Alhawassi, T. M.; Krass; I.; Bajorek, B. V.; Pont, L. G. (2014): A systematic review of the prevalence and risk factors for adverse drug reactions in the elderly in the acute care setting. In: *Clinical Interventions in Aging*, 9, S. 2079 – 2086.

Anderson, R. J.; Freedland, K. E.; Clouse, R. E.; Lustman, P. J. (2001): The prevalence of comorbid depression in adults with diabetes: a meta-analysis. In: *Diabetes Care*, 24, 6, S. 1069 – 1078.

Andreas, S.; Batra, A., Behr, J.; Berck, H.; Chenot, J. F.; Gillissen, A.; Hering, T.; Meierjurgen, R.; Muhlig, S.; Nowak, D.; Pfeifer, M.; Raupach, T.; Schultz, K.; Sitter, H.; Worth, H.; Deutsche Gesellschaft für Pneumologie und Beatmungsmedizin (2008): Guidelines for smoking cessation in patients with COPD issued by the Deutsche Gesellschaft für Pneumologie und Beatmungsmedizin. In: *Pneumologie*, 62, 5, S. 255 – 272.

AWMF (2018) COPD: chronisch obstructive Lungenerkrankung. In: https://www.awmf.org/uploads/tx_szleitlinien/020-006l_S2k_COPD_chronisch-obstruktive-Lungenerkrankung_2018-01.pdf.

AWMF (2017). Chronische Herzinsuffizienz. In: https://www.awmf.org/uploads/tx_szleitlinien/nvl-006l_S3_Chronische_Herz insuffizienz_2018-04.pdf.

Azad, M. C.; Shoesmith, W. D.; Al Mamun, M.; Abdullah, A. F.; Naing, D. K.; Phanindranath, M.; Turin, T. C. (2016): Cardiovascular diseases among patients with schizophrenia. In: *Asian Journal of Psychiatry*, 19, S. 28 – 36.

Bänziger, S.; Hegedüs, A.; Burr, C.; Glavanovits, K.; Needham, I.; Abderhalden, C.; Cignacco, E. (2016): Der Einsatz des Gesundheitsförderungsprofils Psychiatrie GEPPSY zur Erhebung körperlicher Gesundheitsrisiken von Menschen mit schweren psychischen Erkrankungen im ambulanten Setting. In: *Pflegewissenschaft*, 3, S. 125 – 133.

Baker, A.; Richmond, R.; Castle, D.; Kulkarni, J.; Kay-Lambkin, F.; Sakrourge, R.; Filia, S., Lewin, T. J. (2009): Coronary heart disease risk reduction intervention among overweight smokers with a psychotic disorder: A pilot trial. In: *Australian and New Zealand Journal of Psychiatry*, 43, 2, S. 129 – 135.

Baumeister, H.; Korinthenberg, K.; Bengel, J.; Härter, M. (2005): Psychische Störungen bei Asthma Bronchiale – ein systematisches Review empirischer Studien. In: *Psychotherapie Psychosomatik Medizinische Psychologie*, 55, 5, S. 247 – 255.

Becker, T.; Hux, J. (2011): Risk of acute complications of diabetes among people with schizophrenia in Ontario, Canada. In: *Diabetes Care*, 34, 2, S. 398 – 402.

Bjarnason-Wehrens, B.; Held, K.; Hober, E.; Karoff, M.; Rauch, B. (2007): Deutsche Leitlinie zur Rehabilitation von Patienten mit Herz-Kreislauferkrankungen (DLL-KardReha): In: *Clinical Research in Cardiology Supplements*, 2, 3, S. 1 – 54.

Böhm, B. O.; Dreyer, M.; Fritsche, A.; Füchtenbusch, M.; Gölz, S.; Martin, S. (2011): S3-Leitlinie des Typ-1-Diabetes. In: https://www.deutsche-diabetes-gesellschaft.de/fileadmin/Redakteur/Leitlinien/Evidenzbasierte_Leitlinien/AktualisierungTherapieTyp1Diabetes_1_20120319_TL.pdf.

Budnitz, D. S.; Lovegrove, M. C.; Shehab, N.; Richards, C. L. (2011): Emergency hospitalizations for adverse drug events in older Americans. In: *New England Journal of Medicine*, 365, 21, S. 2002 – 2012.

Bundesarbeitsgemeinschaft für Rehabilitation (BAR) (2006): ICF-Praxisleitfaden: Trägerübergreifender Leitfaden für die praktische Anwendung der ICF (Internationale Klassifikation der Funktionsfähigkeit, Behinderung und Gesundheit) beim Zugang zur Rehabilitation. In: https://www.bar-frankfurt.de/upload/ICF1_433.pdf.

Chesney, E.; Goodwin, G. M.; Fazel, S. (2014): Risks of all-cause and suicide mortality in mental disorders: A meta-review. In: *World Psychiatry*, 13, 2, S. 153 – 160.

Chrvala, C. A.; Sherr, D.; Lipman, R. D. (2016): Diabetes self-management education for adults with type 2 diabetes mellitus: A systematic review of the effect on glycemic control. In: *Patient Education and Counseling*, 99, 6, S. 926 – 943.

Collins, E.; Tranter, S.; Irvine, F. (2012): The physical health of the seriously mentally ill: An overview of the literature. In: *Journal of Psychiatric and Mental Health Nursing*, 19, 7, S. 638 – 646.

Cooney, G. M.; Dwan, K.; Greig, C. A.; Lawlor, D. A.; Rimer, J.; Waugh, F. R.; McMurdo, M.; Mead, G. E. (2013): Exercise for depression. In: *Cochrane Database of Systematic Reviews*, 9.

Crump, C.; Winkleby, M. A.; Sundquist, K.; Sundquist, J. (2013): Comorbidities and mortality in persons with schizophrenia: A swedish national cohort study. In: *American Journal of Psychiatry*, 170, 3, S. 324 – 333.

Daumit, G. L.; Pratt, L. A.; Crum, R. M.; Powe, N. R.; Ford, D. E. (2002): Characteristics of primary care visits for individuals with severe mental illness in a national sample. In: *General Hospital Psychiatry*, 24, 6, S. 391 – 395.

Davidson, L.; Bellamy, C.; Guy, K.; Miller, R. (2012): Peer support among persons with severe mental illnesses: A review of evidence and experience. In: *World Psychiatry*, 11, 2, S. 123 – 128.

De Hert, M.; Cohen, D.; Bobes, J.; Cetkovich-Bakmas, M.; Leucht, S.; Ndetei, D. M.; Correll, C. U. (2011): Physical illness in patients with severe mental disorders. II.: Barriers to care, monitoring and treatment guidelines, plus recommendations at the system and individual level. In: *World Psychiatry*, 10, 2, S. 138 – 151.

De Hert, M.; Correll, C. U.; Bobes, J.; Cetkovich-Bakmas, M.; Cohen, D.; Asai, I.; Leucht, S. (2011): Physical illness in patients with severe mental disorders. I.: Prevalence, impact of medications and disparities in health care. In: *World Psychiatry*, 10, 1, S. 52 – 77.

De Hert, M.; Dekker, J. M.; Wood, D.; Kahl, K. G.; Holt, R. I.; Moller, H. J. (2009): Cardiovascular disease and diabetes in people with severe mental illness position statement from the European Psychiatric Association (EPA), supported by the European Association for the Study of Diabetes (EASD) and the European Society of Cardiology (ESC): In: *European Psychiatry*, 24, 6, S. 412 – 424.

De Hert, M.; van Winkel, R.; Silic, A.; van Eyck, D.; Peuskens, J. (2010): Physical health management in psychiatric settings. In: *European Psychiatry*, 25, Suppl. 2, S. 22 – 28.

DEMARTINI, B.; RANIERI, R.; MASU, A.; SELLE, V.; SCARONE, S.; GAMBINI, O. (2014): Depressive symptoms and major depressive disorder in patients affected by subclinical hypothyroidism: A cross-sectional study. In: *The Journal of Nervous and Mental Disease*, 202, 8, S. 603 – 607.

Deutsche Diabetes Gesellschaft (DDG) (o.J.): Anerkannte Schulungs- und Behandlungsprogramme nach den Richtlinien der Deutschen Diabetes-Gesellschaft (DDG): https://www.deutsche-diabetes-gesellschaft.de/fileadmin/Redakteur/Zertifizierung/Schulungspro gramme/Liste_anerkannter_Schulungs-_und_Behandlungspro gramme_DDG_2019_1.pdf.

DOUZENIS, A.; SERETIS, D.; NIKA, S.; NIKOLAIDOU, P.; PAPADOPOULOU, A.; RIZOS, E. N.; CHRISTODOULOU, C.; TSOPELAS, C.; MITCHELL, D.; LYKOURAS, L. (2012): Factors affecting hospital stay in psychiatric patients: The role of active comorbidity. In: *BMC Health Services Research*, 12, 166, S. 166.

DUNTAS, L. H.; MAILLIS, A. (2013): Hypothyroidism and depression: Salient aspects of pathogenesis and management. In: *Minerva Endocrinologica*, 38, 4, S. 365 – 377.

FAGIOLINI, A.: FRANK, E.; HOUCK, P. R.; MALLINGER, A.G.; SWARTZ, H. A.; BUYSSE, D. J.; OMBAO, H.; KUPFER, D. J. (2002): Prevalence of obesity and weight change during treatment in patients with bipolar I disorder. In: *Journal of Clinical Psychiatry*, 63, 6, S. 528 – 533.

FISCHER, J.; SCHNABEL, M.; SITTER, H. (2007): [Rehabilitation of patients with chronic obstructive pulmonary disease (COPD): S2 guideline of the German Society for Pneumology and Respiratory Medicine and the German Society for Rehabilitation Science (RGRW)]. In: *Pneumologie*, 61, 4, S. 233 – 248.

Fleischhacker, W. W.; Cetkovich-Bakmas, M.; De Hert, M.; Hennekens, C. H.; Lambert, M.; Leucht, S.; Maj, M.; McIntyre, R. S.; Naber, D.; Newcomer, J. W.; Olfson, M.; Osby, U.; Sartorius, N.; Lieberman, J. A. (2008): Comorbid somatic illnesses in patients with severe mental disorders: Clinical, policy, and research challenges. In: *Journal of Clinical Psychiatry*, 69, 4, S. 514 – 519.

Frick, U.; Frick, H. (2010): »Heavy Use« in der stationären Psychiatrie der Schweiz? Ergebnisse aus der Medizinischen Statistik der Krankenäuser. Schweizerisches Gesundheitsobservatorium, Neuchâtel. In: *Obsan Dossier* 11.

Gebhardt, S.; Haberhausen, M.; Heinzel-Gutenbrunner, M.; Gebhardt, N.; Remschmidt, H.; Krieg, J. C.; Theisen, F. M. (2009): Antipsychotic-induced body weight gain: Predictors and a systematic categorization of the long-term weight course. In: *Journal of Psychiatric Research*, 43, 6, S. 620 – 626.

Gebhart, R.-P.; Lüthi, R.; Dammann, G. (2013): Poststationäre Übergangsbehandlung in der Psychiatrie. In: *Krankenpflege-Soins Infirmiers-Cure Infermieristiche*, 6, S. 20 – 23.

Global Initiative for Asthma (2018): Global strategy for asthma management and prevention. In: https://www.ginasthma.org.

GOLD (Global Initiative for Chronic Obstructive Lung Disease) (2018): Pocket guide to COPD diagnosis, management, and prevention. In: https://goldcopd.org/wp-content/uploads/2018/02/WMS-GOLD-2018-Feb-Final-to-print-v2.pdf.

Goff, D. C.; Sullivan, L. M.; McEvoy, J. P.; Meyer, J. M.; Nasrallah, H. A.; Daumit, G. L.; Lieberman, J. A. (2005): A comparison of ten-year cardiac risk estimates in schizophrenia patients from the CATIE study and matched controls. In: *Schizophrenia Research*, 80, 1, S. 45 – 53.

Goodwin, R. D.; Lavoie, K. L.; Lemeshow, A. R.; Jenkins, E.; Brown, E. S.; Fedoronko, D. A. (2012): Depression and anxiety and COPD: The unexamined role of nicotine dependency. In: *Nicotine & Tobacco Research*, 14, 2, S. 176–183.

Hamric, A. B.; Hanson, C. M.; Tracy, M. F.; O'Grady, E. T. (2013): Advanced practice nursing: An integrative approach. Pennsylvania.

Hanlon, J. T.; Weinberger, M.; Samsa, G. P.; Schmader, K. E.; Uttech, K. M.; Lewis, I. K.; Cowper, P. A.; Landsman, P. B.; Cohen, H. J.; Feussner, J. R. (1996): A randomized, controlled trial of a clinical pharmacist intervention to improve inappropriate prescribing in elderly outpatients with polypharmacy. In: *The American Journal of Medicine*, 100, 4, S. 428–437.

Haslbeck, J. W.; Schaeffer, D. (2007): Selbstmanagementförderung bei chronischer Krankheit: Geschichte, Konzept und Herausforderungen. In: *Pflege*, 20, 2, S. 82–92.

Hasnain, M.; Vieweg, W. V. (2013): Weight considerations in psychotropic drug prescribing and switching. In: *Postgraduate Medicine*, 125, 5, S. 117–129.

Haynes, R. B.; Ackloo, E.; Sahota, N.; McDonald, H. P.; Yao, X. (2008): Interventions for enhancing medication adherence. In: *Cochrane Database Syst. Rev.*, 2, CD000011.

Hermer, M.; Röhrle, B. (2008): Handbuch der therapeutischen Beziehung. Band 1: Allgemeiner Teil. Tübingen.

Herrmann-Lingen; C.; Meinertz, T. (2010): Psychosomatik der koronaren Herzkrankheit. In: *Der Internist*, 51, 7, S. 826–835.

Hewer, W.; Fuessl, H. S. (2009): Medical disorders in psychiatric patients. In: *Fortschritte der Neurologie-Psychiatrie*, 77, 12, S. 720–733.

Hewer, W.; Schneider, F. (2016): Somatic morbidity in the mental ill. In: *Der Nervenarzt*, 87, 7, S. 781–801.

Hien, P.; Böhm, B.; Claudi-Böhm, S.; Krämer, C.; Kohlhas, K. (2013): Diabetes-Handbuch. Berlin.

Huffmann, J. C.; Smith, F. A., Blais, M. A., Januzzi, J. L., Fricchione, G. L. (2008): Anxiety, independent of depressive symptoms, is associated with in-hospital cardiac complications after acute myocardial infarction. In: Journal of Psychosomatic Research, 65, S. 557–563.

International Diabetes Federation (IDF) (2006): The IDF consensus worldwide definition of the metabolic syndrome. In: https://www.idf.org/our-activities/advocacy-awareness/resources-and-tools/60:idfconsensus-worldwide-definitionof-the-metabolic-syndrome.html.

Jakobsen, A. S.; Speyer, H.; Norgaard, H. C. B.; Karlsen, M.; Birk, M.; Hjorthoj, C.; Mors, O.; Krogh, J.; Gluud, C.; Pisinger, C.; Nordentoft, M. (2017): Effect of lifestyle coaching versus care coordination versus treatment as usual in people with severe mental illness and overweight: Two-years follow-up of the randomized CHANGE trial. In: *PLoS One*, 12, 10.

Jimmy, B.; Jose, J. (2011): Patient medication adherence: Measures in daily practice. In: *Oman Medical Journal*, 26, 3, S. 155–159.

Jorgensen, T.; Johansson, S.; Kennerfalk, A.; Wallander, M. A.; Svardsudd, K. (2001): Prescription drug use, diagnoses, and healthcare utilization among the elderly. In: *The Annals of Pharmacotherapy*, 35, 9, S. 1004–1009.

Julius, R. J.; Novitsky, M. A.;Dubin, W. R. (2009): Medication adherence: A review of the literature and implications for clinical practice. In: *Journal of Psychiatric Practice*, 15, 1, S. 34–44.

Katon, W.; Lin, E. H.; Kroenke, K. (2007): The association of depression and anxiety with medical symptom burden in patients with chronic medical illness. In: *General Hospital Psychiatry*, 29, 2, S. 147 – 155.

Kenn, K., Glöckl, R.; Schultz, K. (2014): Pneumologische Rehabilitation. In: *Der Pneumologe*, 11, 4, S. 351 – 364.

Kessler, R. C.; Chiu, W. T.; Demler, O.; Merikangas, K. R.; Walters, E. E. (2005): Prevalence, severity, and comorbidity of 12-month DSM-IV disorders in the National Comorbidity Survey Replication. In: *JAMA Psychiatry*, 62, 6, S. 617 – 627.

Kim, G. M.; Woo, J. M.; Jung, S. Y.; Shin, S.; Song, H. J.; Park, J.; Ahn, J. (2015): Positive association between serious psychiatric outcomes and complications of diabetes mellitus in patients with depressive disorders. In: *The International Journal of Psychiatry Medicine*, 50, 2, S. 131 – 146.

Knipel, V.; Windisch, W.; Bayarassou, A. H. (2012): Epidemiologie von Lungenerkrankungen. In: *Der Pneumologe*, 9, 5, S. 321 – 330.

Koran, L. M.; Sheline, Y.; Imai, K.; Kelsey, T. G.; Freedland, K. E.; Mathews, J.; Moore, M. (2002): Medical disorders among patients admitted to a public-sector psychiatric inpatient unit. In: *Psychiatric Services*, 53, 12, S. 1623 – 1625.

Kreiner, B.; Baranyi, A.; Stepan, A.; Rothenhausler, H. B. (2012): Psychoeducation and quality of life: An amplification of the evaluation study in Graz (Part 1): Psychoeducation with psychotic patients. In: *Neuropsychiatrie*, 26, 1, S. 7 – 14.

Kremer, G.; Schulz, M. (2016): Motivierende Gesprächsführung in der Psychiatrie. Köln.

Kulzer, B.; Albus, C.; Herpertz, S.; Kruse, J.; Lange, K.; Lederbogen, F.; Petrak, F. (2013): Psychosoziales und Diabetes

(Teil 1): S2-Leitlinie Psychosoziales und Diabetes – Langfassung. In: *Diabetologie und Stoffwechsel*, 8, 3, S. 198 – 242.

Kulzer, B.; Albus, C.; Herpertz, S.; Kruse, J.; Lange, K.; Lederbogen, F.; Petrak, F. (2017): Psychosoziales und Diabetes. In: *Diabetologie und Stoffwechsel*, 12, Suppl. 2, S. 164 – 180.

Ladwig, K.-H.; Lederbogen, F.; Völler, H.; Albus, C.; Herrmann-Lingen, C.; Jordan, J.; Fritsche, K. (2008): Positionspapier zur Bedeutung von psycho-sozialen Faktoren in der Kardiologie. In: *Der Kardiologe*, 2, 4, S. 274 – 287.

Laursen, T. M. (2011): Life expectancy among persons with schizophrenia or bipolar affective disorder. In: *Schizophrenia Research*, 131, 1 – 3, S. 101 – 104.

Laursen, T. M.; Musliner, K. L.; Benros, M. E.; Vestergaard, M.; Munk-Olsen, T. (2016): Mortality and life expectancy in persons with severe unipolar depression. In: *Journal of Affective Disorders*, 193, S. 203 – 207.

Lawrence, D.; Hancock, K. J.; Kisely, S. (2013): The gap in life expectancy from preventable physical illness in psychiatric patients in Western Australia: Retrospective analysis of population-based registers. In: *British Medical Journal*, 346, f2539.

Lederbogen, F.; Schwarz, P.; Hafner, S.; Schweiger, U.; Bohus, M.; Deuschle, M. (2015): Cardiac and metabolic risk factors in severe mental disorders. Task of a prevention manager. In: *Der Nervenarzt*, 86, 7, S. 866 – 871.

Lee, S. H.; Paz-Filho, G.; Mastronardi, C.; Licinio, J.; Wong, M. L. (2016): Is increased antidepressant exposure a contributory factor to the obesity pandemic? In: *Translational Psychiatry*, 6, e759.

Leslie, W. S.; Hankey, C. R.; Lean, M. E. (2007): Weight gain as an adverse effect of some commonly prescribed drugs: A systematic review. In: *QJM: An International Journal of Medicine*, 100, 7, S. 395 – 404.

Lichtman, J. H.; Bigger, J. T.; Blumenthal, J. A.; Frasure-Smith, N.; Kaufmann, P. G.; Lesperance, F.; Froelicher, E. S. (2008): Depression and coronary heart disease: Recommendations for screening, referral, and treatment: A science advisory from the American Heart Association Prevention Committee of the Council on Cardiovascular Nursing, Council on Clinical Cardiology, Council on Epidemiology and Prevention, and Interdisciplinary Council on Quality of Care and Outcomes Research endorsed by the American Psychiatric Association. In: *Circulation*, 118, 17, S. 1768 – 1775.

Livingstone, C.; Rampes, H. (2006): Lithium: A review of its metabolic adverse effects. In: *Journal of Psychopharmacology*, 20, 3, S. 347 – 355.

Löwe, B. (2015): Metabolisches Syndrom und Depression. In: Herpetz, S.; de Zwann, M.; Zipfel, S. (Hg.): Handbuch Essstörungen und Adipositas. Heidelberg.

Lungenliga (2017): COPD früh erkennen, wirksam behandeln. In: https://www.lungenliga.ch/uploads/tx_pubshop/COPD_Broschuere_01.pdf.

Mancia, G.: Fagard, R.; Narkiewicz, K.; Redon, J.; Zanchetti, A.; Bohm, M.; Christiaens, T.; Cifkova, R.; De Backer, G.; Dominiczak, A.; Galderisi, M.; Grobbee, D. E.; Jaarsma, T.; Kirchhof, P.; Kjedlsen, S. E.; Laurent, S.; Manolis, A. J.; Nilsson, P. M.; Ruilope, L. M.; Schmieder, R. E.; Sirnes, P. A.; Sleight, P.; Viigimaa, M.; Waeber, B.; Zannad, F.; Task Force Members (2013): 2013 ESH/ESC guidelines for the management of arterial hypertension: The task force for the management of arterial hypertension of the European Society of Hypertension (ESH) and of the European Society of Cardiology (ESC). In: *Journal of Hypertension*, 31, 7, S. 1281–1357.

Mancuso, C. A.; Peterson, M. G.; Charlson, M. E. (2000): Effects of depressive symptoms on health-related quality of life in asthma patients. In: *Journal of General Internal Medicine*, 15, 5, S. 301–310.

Mastnak, W. (2017): Herzinsuffizienz: Psychopathologische Interdependenzen und psychosoziale Relevanz – eine kommentierte Übersichtsarbeit. In: *Journal für Kardiologie*, 24, 11, S. 272–279.

Matte, D. L.; Pizzichini, M. M.; Hoepers, A. T.; Diaz, A. P.; Karloh, M.; Dias, M.; Pizzichini, E. (2016): Prevalence of depression in COPD: A systematic review and meta-analysis of controlled studies. In: *Respiratory Medicine*, 117, S. 154–161.

Mercer, S. W.; Gunn, J.; Bower, P.; Wyke, S.; Guthrie, B. (2012): Managing patients with mental and physical multimorbidity. In: *British Medical Journal*, 345, doi:10.1136/bmj.e5559.

Miguel, A.; Azevedo, L. F.; Araujo, M.; Pereira, A. C. (2012): Frequency of adverse drug reactions in hospitalized patients: A systematic review and meta-analysis. In: *Pharmacoepidemiology and Drug Safety*, 21, 11, S. 1139–1154.

Miller, W. R.; Rollnick, S. (2015): Motivierende Gesprächsführung. Freiburg.

Moeller-Saxone, K. (2008): Cigarette smoking and interest in quitting among consumers at a Psychiatric Disability Rehabilitation and Support Service in Victoria. In: *Australian and New Zealand Journal of Public Health*, 32, 5, S. 479–481.

Morrato, E. H.; Newcomer, J. W.; Kamat, S.; Baser, O.; Harnett, J.; Cuffel, B. (2009): Metabolic screening after the American Diabetes Association's consensus statement on antipsychotic drugs and diabetes. In: *Diabetes Care*, 32, 6, S. 1037–1042.

Moussavi, S.; Chatterji, S.; Verdes, E.; Tandon, A.; Patel, V.; Ustun, B. (2007): Depression, chonic diseases, and decrements in health results from the World Health Survey. In: *Lancet*, 370, 9590, S. 851 – 858.

Mühlig, S.; Andreas, S.; Batra, A.; Peterson, K. U.; Hoch, E.; Rüther, T. (2016): Psychiatrische Komorbiditäten bei tabakbedingten Störungen. In: *Der Nervenarzt*, 87, 1, S. 46 – 52.

Nanayakara, N.; Pease, A.; Ranasinha, S.; Wischer, N.; Andrikopoulos, S.; Speight, J.; de Courten, B.; Zoungas, S. (2018): Depression and diabetes distress in adults with type 2 diabetes: Results from the Australian National Diabetes Audit (ANDA) 2016. In: *Scientific Reports*, 8, 1, S. 7846.

Naslund, J. A.; Aschbrenner, K. A.; Scherer, E. A.; Pratt, S. I.; Wolfe, R. S.; Bartels, S. J. (2016): Lifestyle intervention for people with severe obesity and serious mental illness. In: *American Journal of Preventive Medicine*, 50, 2, S. 145 – 153.

National Institute for Health and Care Excellence (NICE) (2012): Type 2 diabetes: Prevention in people at high risk. Public Health Guideline 38.

National Institute for Health and Care Excellence (NICE) (2014): Psychosis and schizophrenia in adults: Prevention and management. Clinical Guideline 178.

National Institute for Health and Care Excellence (NICE) (2015 a): Type 2 diabetes in adults: management. Nice Guideline 28.

National Institute for Health and Care Excellence (NICE) (2015 b): Type 1 diabetes in adults: Diagnosis and management. Nice Guideline 17.

Neuhauser, H.; Thamm, M.; Ellert, U. (2013): Blood pressure in Germany 2008 – 2011: A result of the German Health Interview and Examination Survey for Adults (DEGS1). In: *Bundesge-*

sundheitsblatt Gesundheitsforschung Gesundheitsschutz, 56, 5–6, S. 795–801.

Nieuwlaat, R.; Wilczynski, N.; Navarro, T.; Hobson, N.; Jeffery, R.; Keepanasseril, A.; Agoritsas, T.; Mistry, N.; Iorio, A.; Jack, S.; Sivaramalingam, B.; Iserman, E.; Mustafa, R. A.; Jedraszewskdi, D.; Cotoi, D.; Haynes, R. B. (2014): Interventions for enhancing medication adherence. In: *Cochrane Database Syst. Rev.*, 11, CD000011.

Nordentoft, M.; Wahlbeck, K.; Hallgren, J.; Westman, J.; Osby, U.; Alinaghizadeh, H.; Laursen, T. M. (2013): Excess mortality, causes of death, and life expectancy in 270,770 patients with recent onset of mental disorders in Denmark, Finland and Sweden. In: *PLoS One*, 8, 1, e55176.

Ogurtsova, K.; da Rocha Fernandes, J. D.; Huang, Y.; Linnenkamp, U.; Guariguata, L.; Cho, N. H.; Makaroff, L. E. (2017): IDF Diabetes Atlas: Global estimates for the prevalence of diabetes for 2015 and 2040. In: *Diabetes Research and Clinical Practice*, 128, S. 40–50.

Oreski, I.; Jkovljevic, M.; Aukst-Margetic, B.; Orlic, Z. C.; Vuksan-Cusa, B. (2012): Comorbidity and multimorbidity in patients with schizophrenia and bipolar disorders: Similarities and differences. In: Psychiatria Danubina, 24, 1, S. 80–85.

Osborn, D. P.; Levy, G.; Nazareth, I.; Petersen, I.; Islam, A.; King, M. B. (2007): Relative risk of cardiovascular and cancer mortality in people with severe mental illness from the United Kingdom's General Practice Research Database. In: *JAMA Psychiatry*, 64, 2, S. 242–249.

Parks, J.; Svendsen, D.; Singer, P.; Foti, M. E. (2006): Morbidity and mortality in people with serious mental illness. In: https://www.namiut.org/images/stories/october_2006_morbidity_and_mortality_pub.pdf.

PERKINS, D. O. (1999): Adherence to antipsychotic medications. In: *Journal of Clinical Psychiatry*, 60, Suppl. 21, S. 25 – 30.

PIATT, E. E.; MUNETZ, M. R.; RITTER, C. (2010): An examination of premature mortality among decedents with serious mental illness and those in the general population. In: *Psychiatric Services*, 61, 7, S. 663 – 668.

PIEPENBURG, S. M.; ERTL. G.; ANGERMANN, C. E. (2016): Depression and heart failure – a dangerous combination. In: *Deutsche Medizinische Wochenschrift*, 14, 17, S. 1222 – 1227.

POLONSKY, W. H.; FISHER, L.; EARLES, J.; DUDL, R. J.; LEES, J.; MULLAN, J.; JACKSON, R. A. (2005): Assessing psychosocial distress in diabetes: Development of the diabetes distress scale. In: *Diabetes Care*, 28, 3, S. 626 – 631.

PUMAR, M. I.; GRAY, C. R.; WALSH, J. R.; YANG, I. A.; ROLLS, T. A.; WARD, D. L. (2014): Anxiety and depression – important psychological comorbidities of COPD. In: *Journal of Thoracic Disease*, 6, 11, S. 1615 – 1631.

RAMBHADE, S.; CHAKARBORTY, A.; SHRIVASTAVA, A.; PATIL, U. K.; RAMBHADE, A. (2012): A survey on polypharmacy and use of inappropriate medications. In: *Toxicology International*, 19, 1, S. 68 – 73.

ROBSON, D.; HADDAD, M. (2012): Mental health nurses' attitudes towards the physical health care of people with severe and enduring mental illness: The development of a measurement tool. In: *International Journal of Nursing Studies*, 49, 1, S. 72 – 83.

ROSE, M.; WAHL, I.; CRUSIUS, J.; LOWE, B. (2011): Psychological comorbidities. A challenge in acute care. In: *Bundesgesundheitsblatt Gesundheitsforschung Gesundheitsschutz*, 54, 1, S. 83 – 89.

SCHMEISL, G.-W. (2011): Schulungsbuch für Diabetiker. München.

Schuler, J.; Duckelmann, C.; Beindl, W.; Prinz, E.; Michalski, T.; Pichler, M. (2008): Polypharmacy and inappropriate prescribing in elderly internal-medicine patients in Austria. In: *Wiener Klinische Wochenschrift*, 120, 23–24, S. 733–741.

Schweizerische Herzstiftung (2018): Herz und Psyche: Patienteninformation. In: https://www.swissheart.ch/fileadmin/user_upload/Swissheart/Shop/PDF_Broschueren/Herz_und_Psyche_DE.pdf.

Serretti, A.; Mandelli, L. (2010): Antidepressants and body weight: A comprehensive review and meta-analysis. In: *Journal of Clinical Psychiatry*, 71, 10, S. 1259–1272.

Shahab, L.; Jarvis, M. J.; Britton, J.; West, R. (2006): Prevalence, diagnosis, and relation to tobacco dependence of chronic obstructive pulmonary disease in a nationally representative population sample. In: *Thorax*, 61, 12, S. 1043–1047.

Shanmugam, G.; Kent, B.; Alsaiwadi, T.; Baskett, R. (2008): Serotonin syndrome following cardiac surgery. In: *Interactive Cardiovascular and Thoracic Surgery*, 7, 4, S. 656–657.

Spichiger, E.; Kesselring, A.; Spirig, R.; De Geest, S. (2006): Professionelle Pflege – Entwicklung und Inhalte einer Definition. In: *Pflege*, 19, 1, 45–51.

Steinkamp, G.; Dierkesmann, R.; Gillissen, A.; Lindner, M.; Mitfessel, H.; Morr, H.; Pfeifer, M.; Schulze-Werninghaus, G; Sybrecht, G; Worth, H. (2005): COPD and psychopathology: A review. In: *Pneumologie*, 59, 11, S. 819–830.

Utschakowski, J.; Sielaff, G.; Bock, T.; Winter, A. (2016): Experten aus Erfahrung. Peerarbeit in der Psychiatrie. Köln.

van den Brink, A. M.; Gerritsen, D. L.; Oude Voshaar, R. C.; Koopmans, R. T. (2014): Patients with mental-physical multimorbidity: Do not let them fall by the wayside. In: *International Psychogeriatrics*, 26, 10, S. 1585–1589.

VANCAMPFORT, D.; MITCHELL, A. J.; DE HERT, M.; SIENAERT, P.; PROBST, M.; BUYS, R.; STUBBS, B. (2015A): Prevalence and predictors of type 2 diabetes mellitus in people with bipolar disorder: A systematic review and meta-analysis. In: *Journal of Clinical Psychiatry*, 76, 11, S. 1490 – 1499.

VANCAMPFORT, D.; MITCHELL, A. J.; DE HERT, M.; SIENAERT, P.; PROBST, M.; BUYS, R.; STUBBS, B. (2015B): Type 2 Diabetes in patients with Major Depressive disorder: A meta-analysis of prevalence estimates and predictors. In: *Depression & Anxiety*, 32, 10, S. 763 – 773.

VERDOUX, H.; PAMBRUN, E.; TOURNIER, M.; BEZIN, J.; PARIENTE, A. (2017): Risk of discontinuation of antipsychotic long-acting injections vs. oral antipsychotics in real-life prescribing practice: A community-based study. In: *Acta Psychiatrica Scandinavica*, 135, 5, S. 429 – 438.

VON KORFF, M. R.; SCOTT, K. M.; GUREJE, O. (2016): Global perspectives on mental-physical comorbidity in the WHO World Mental Health Surveys. Cambridge.

VON LEUPOLDT, A.; JANSSENS, T. (2016): Could targeting disease specific fear and anxiety improve COPD outcomes? In: *Expert Review of Respiratory Medicine*, 10, 8, S. 835 – 837.

WAGENA, E. J.; KANT, I.; HUIBERS, M. J.; VAN AMELSVOORT, L. G.; SWAEN, G. M.; WOUTERS, E. F.; VAN SCHAYCK, C. P. (2004): Psychological distress and depressed mood in employees with asthma, chronic bronchitis or emphysema: A population-based observational study on prevalence and the relationship with smoking cigarettes. In: *European Journal of Epidemiology*, 19, 2, S. 147 – 153.

WAHLBECK, K.; WESTMAN, J.; NORDENTOFT, M.; GISSLER, M.; LAURSEN, T. M. (2011): Outcomes of nordic mental health systems: Life expectancy of patients with mental disorders. In: *The British Journal of Psychiatry*, 199, 6, S. 453–458.

WALKER, E. R.; MCGEE, R. E.; DRUSS, B. G. (2015): Mortality in mental disorders and global disease burden implications: A systematic review and meta-analysis. In: *JAMA Psychiatry*, 72, 4, S. 334–341.

WARD, M.; DRUSS, B. (2015): The epidemiology of diabetes in psychotic disorders. In: *The Lancet Psychiatry*, 2, 5, S. 431–451.

WEBER, M.; WYNE, K. (2006): A cognitive/behavioral group intervention for weight loss in patients treated with atypical antipsychotics. In: *Schizophrenia Research*, 83, 1, S. 95–101.

WETTERLING, T. (2001): Bodyweight gain with atypical antipsychotics. A comparative review. In: *Drug Safety*, 24, 1, S. 59–73.

WIPFLI, B. M.; RETHORST, C. D.; LANDERS, D. M. (2008): The anxiolytic effects of exercise: A meta-analysis of randomized trials and dose-response analysis. In: *Journal of Sport & Exercise Psychology*, 30, 4, S. 392–410.

WIRTH, A.; HAUNER, H. (2013): Adipositas. Ätiologie, Folgekrankheiten, Diagnostik, Therapie. Berlin.

World Health Organization (2003): Adherence to long-term therapies: Evidence for action. Geneva.

World Health Organization (2011): Global atlas on cardiovascular disease prevention and control: Policies, strategies, and interventions. In: https://www.who.int/cardiovascular_diseases/publications/atlas_cvd/en/.

World Health Organization (2014): Noncommunicable Diseases (NCD): Country profiles. Geneva.

World Health Organization (2016): Global health estimates 2016: Deaths by cause, age, sex, and by region 2000–2016. Geneva.

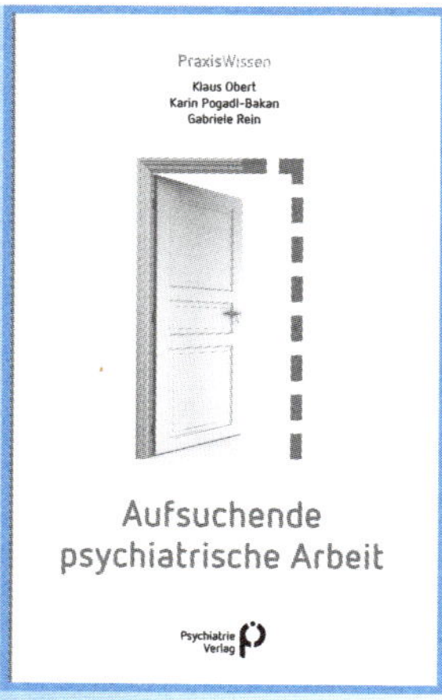

Klaus Obert, Karin Pogadl-Bakan, Gabriele Rein

Aufsuchende psychiatrische Arbeit

PraxisWissen, 160 Seiten

20,00 Euro, ISBN Print 978-3-88414-691-0

15,99 Euro, ISBN PDF 978-3-88414-944-7,

ISBN ePub 978-3-88414-946-1

Hilfe bringen

Die ambulante psychiatrische Arbeit gewinnt zunehmend an Bedeutung. Hausbesuche bieten viele Möglichkeiten, sie sind aber immer auch ein Eingriff in die Privatsphäre von Klientinnen und Klienten. Entsprechend sensibel sollte das professionelle Vorgehen sein. Kompakt und strukturiert beschreibt dieses Buch Rollen, Aufgaben und Herausforderungen der aufsuchenden Helfenden. Es schildert die Chancen und Schwierigkeiten des Hausbesuchs und gibt hilfreiche Tipps für die Begegnung und die Beziehungsgestaltung. Auf die Arbeit mit dem Umfeld der Klientinnen und Klienten wird dabei ebenso eingegangen wie auf Hilfen zur Selbstreflexion.
Helfen da, wo es sich unmittelbar auf die Lebensqualität auswirkt!

Psychiatrie Verlag

Telefon 0221 167 989 -0
E-Mail: verlag@psychiatrie.de
www.psychiatrie-verlag.de